营养话说

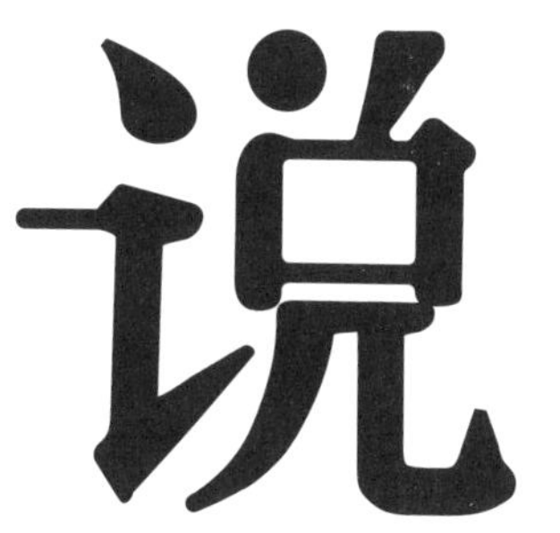

主编
杨雄涛　刘朝霞　闫　瑜

CNS K 湖南科学技术出版社 · 长沙

《话说营养》编委会名单

主　编

杨雄涛（四川省肿瘤医院）

刘朝霞（四川省肿瘤医院）

闫　瑜（四川省第三人民医院）

副主编

岑　瑶（四川省肿瘤医院）

徐　燕（四川省妇幼保健院）

王　艳（四川省肿瘤医院）

编　委（按姓氏笔画排序）

丁世新（四川省肿瘤医院）

邓富容（四川省肿瘤医院）

王　黎（岳池县人民医院）

李　达（四川省肿瘤医院）

伍　慧（四川省肿瘤医院）

陈　茜（四川省肿瘤医院）

陈雪莲（四川省肿瘤医院）

何　柳（四川省肿瘤医院）

何先慧（四川省肿瘤医院）

宋旭莲（四川省肿瘤医院）

吴云君（四川省肿瘤医院）

吴秀娟（四川省肿瘤医院）

周秋曦（四川省肿瘤医院）

赵　琦（四川省肿瘤医院）

施显俐（四川省肿瘤医院）

袁晓丽（四川省肿瘤医院）

梁　杉（四川省肿瘤医院）

葛涛霞（成都市第七人民医院）

蒋艳华（四川省肿瘤医院）

靳　京（四川省肿瘤医院）

蒲巧霜（四川省肿瘤医院）

前　言

古人云：“民以食为天”，这句话不仅流传千年，更昭示着食物对我们身体健康的至关重要性。随着时代的变迁，人们的生活水平日益提高，摄入食物的种类和数量已经远远超越了过去，饮食结构也日益丰富。

营养是一门学科，它研究人体的组织细胞怎样才能维持其正常的生理功能，缺乏什么营养物质身体就会出现异常。碳水化合物、脂肪、蛋白质、维生素、矿物质、膳食纤维和水这 7 大营养素是人体赖以生存的物质基础，是构成良好膳食结构的基础，合理选择搭配及均衡膳食是人们健康生活的法宝。

然而，在这个信息高速传播的时代，我们每天都会接收到大量关于饮食和营养的知识。从社交媒体到健康杂志，从专家讲解到个人经验，关于如何吃得更健康、更满足的建议不胜枚举。在这样的背景下，我们不禁思考：在这些繁杂的建议中，我们是否真正了解营养的本质？是否真正明白不同群体对各种营养素的需求？是否真正掌握合理摄入各种营养素的方法及量呢？

本书正是基于对以上问题的深入思考和研究，由营养、康复、肿瘤、内分泌、心理、科普等专业专家合作完成，内容丰富，不仅涵盖了营养概述、营养不良的危害、人体所需营养素、常见营养误区，还吸收了营养学新的科研成果和热点话题，将营养科学与儿童、老年人、孕产妇、肿瘤患者、糖尿病患者以及其他特殊人群的营养需求联系起来，提供了具体的个性化饮食方案和建议。

全书力求条理清楚、贴合实际、语言通俗，图文并茂，是一本全面且易懂的营养书，能够帮助读者更好地了解营养的重要性，并在日常饮食中做出更优质的选择。本书亦可作为营养学教学研究人员和医护人员的参考资料。

最后，特别感谢所有为本书做出贡献的专家和同事们，没有你们的支持和奉献，这本书将无法完成。同时感谢所有花费时间阅读本书的读者，希望我们的努力能为您带来有价值的信息和启发，让您在追求健康生活的道路上更加自信和坚定。愿《话说营养》成为您健康生活的良伴！

四川省肿瘤医院　杨雄涛

2023 年 11 月于成都

目 录

第　一　章

概　述

第一节　营养不良的定义

营养不良是指营养物质的摄入不足、过剩或比例异常，对机体细胞、组织、形态和功能造成不良影响。营养不良主要包括能量缺乏性营养不良、蛋白质缺乏性营养不良及混合型营养不良。

第二节　营养不良的危害

营养不良的危害可因年龄、营养不良的严重程度不同而不同，常有以下危害：

1. 免疫力下降：营养不良会减弱免疫系统，机体容易受到病原体侵袭，使人容易感染各种疾病。

2. 生长发育受限：对于儿童和青少年来说，营养不良会影响他们的身高、体重和智力发育，如个子偏矮、体重不增长、注意力不集中、多动、情绪烦躁等情况。

3. 贫血：营养不良会导致缺铁性贫血，从而影响血液循环和氧气供应。

4. 骨质疏松：长期营养不良会导致骨质疏松，容易发生骨折等。

5. 心脑血管疾病：营养不良会增加心脏病和脑卒中等心脑血管疾病的风险。严重者可影响机体脏器功能，心率加快、心肌营养不良可影响心肌收缩力，使部分人出现心跳无力、心率缓慢、脉搏低沉、节律不规则等症状，甚至可因为心功能下降而出现呼吸困难，爬楼或运动后可出现严重的头晕，影响活动能力和自理能力。

6. 神经系统疾病：营养不良可以影响大脑和神经系统的功能，导致头晕、昏迷、抽搐等症状。

总之，营养不良会影响身体各个方面的健康和功能，对人体造成很大危害。因此，我们应该合理膳食，确保每天的营养素均衡，避免营养不良的发生。

第三节　中国居民膳食指南解读

《中国居民膳食指南（2022）》于2022年4月在北京发布，主要提出平衡膳食八准则（图1－1）：

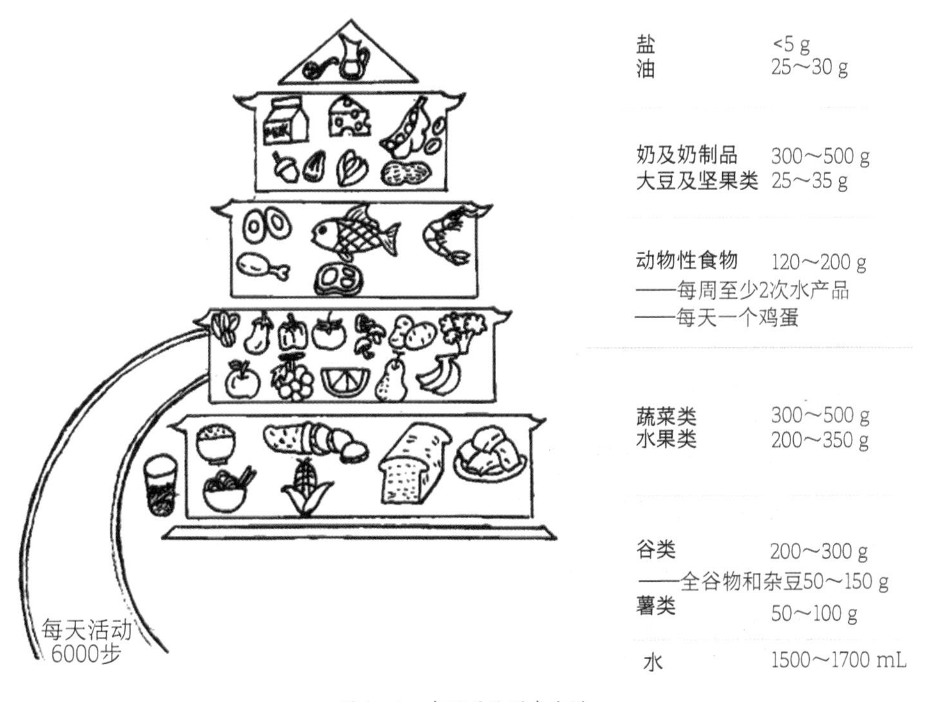

图1－1　中国居民膳食宝塔

一、食物多样，合理搭配

1. 坚持谷类为主的膳食。

2. 每天的膳食应包括谷薯类、蔬菜水果、畜禽鱼蛋奶和豆类食物（图 1－2、图 1－3）。

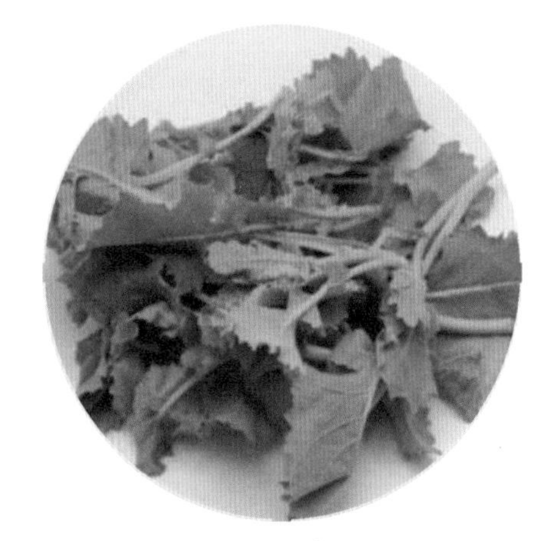

图 1－2　绿色蔬菜

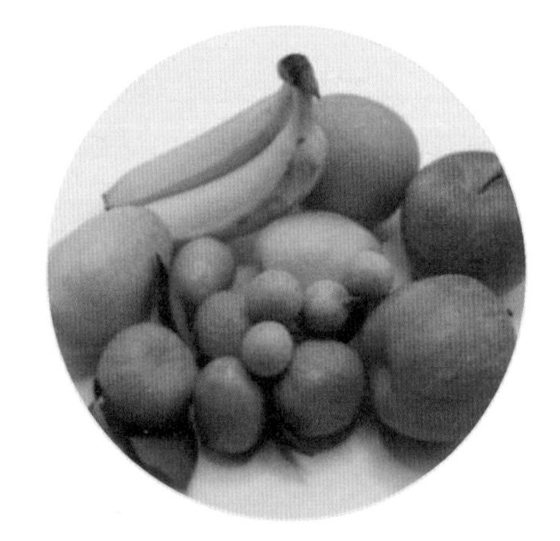

图 1－3　各种水果

3. 平均每天摄入 12 种以上食物，每周 25 种以上，合理搭配。

4. 每天摄入谷类食物 200～300 g，其中包含全谷物和杂豆类 50～150 g；薯类 50～100 g（图 1－4、图 1－5）。

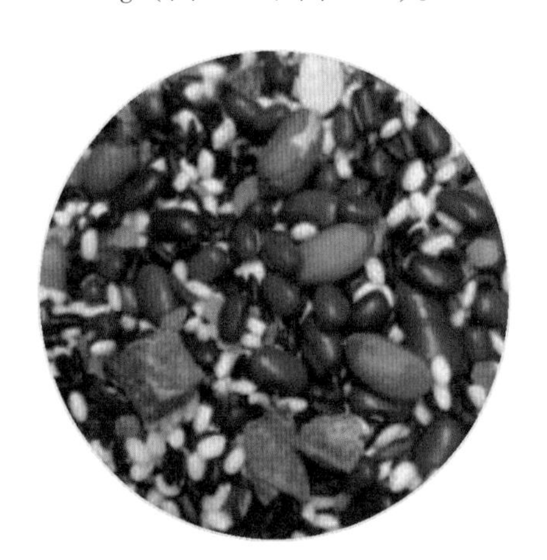

图 1－4　谷类

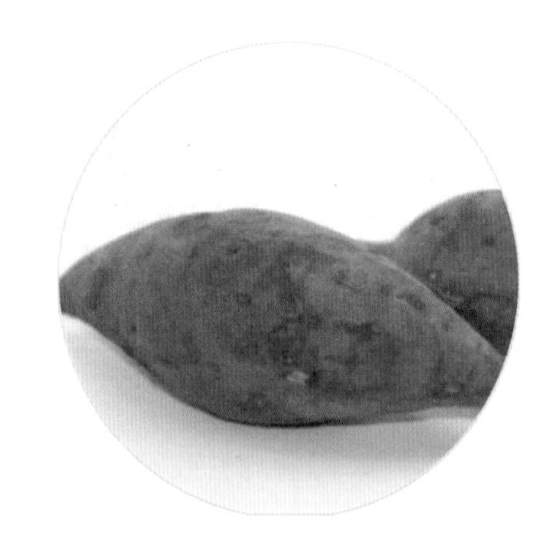

图 1－5　薯类

二、吃动平衡，保持健康体重

吃动平衡要求我们不仅要管住嘴，还要迈开腿，做到持之以恒，能坚持下来的运动就是最好的运动。

1. 各年龄段人群都应天天进行身体活动，保持健康体重。

2. 食不过量，保持能量平衡。

3. 坚持日常身体活动，每周至少进行5天中等强度身体活动，累计150分钟以上；主动身体活动最好每天6000步（图1－6）。

4. 鼓励适当进行高强度有氧运动，加强抗阻运动，每周2～3天。

5. 减少久坐时间，每小时起来动一动。

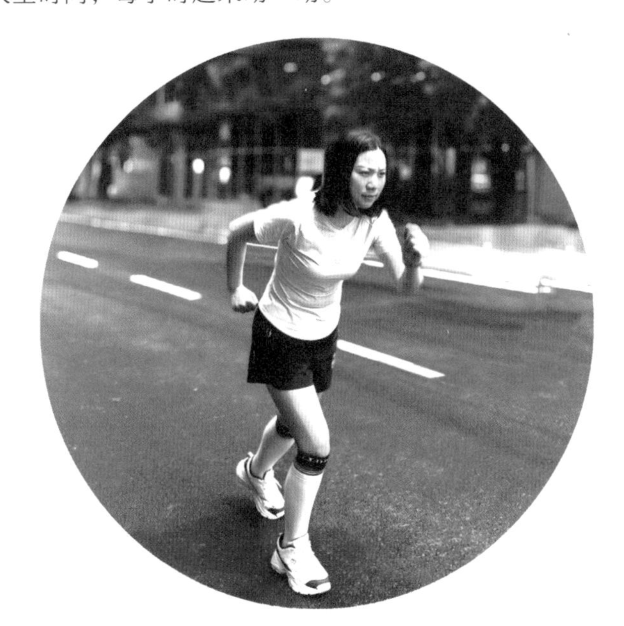

图1－6　每天6000步

三、多吃蔬果、奶类、全谷物、大豆类

蔬菜水果、全谷物和奶制品是平衡膳食的重要组成部分。

1. 餐餐有蔬菜，保证每天摄入不少于300 g的新鲜蔬菜，深色蔬菜应占1/2。

2. 天天吃水果，保证每天摄入200～350 g的新鲜水果（图1－7），果汁不能代替鲜果。

3. 吃各种各样的奶制品，摄入量相当于每天300 mL以上液态奶（图1－8）。

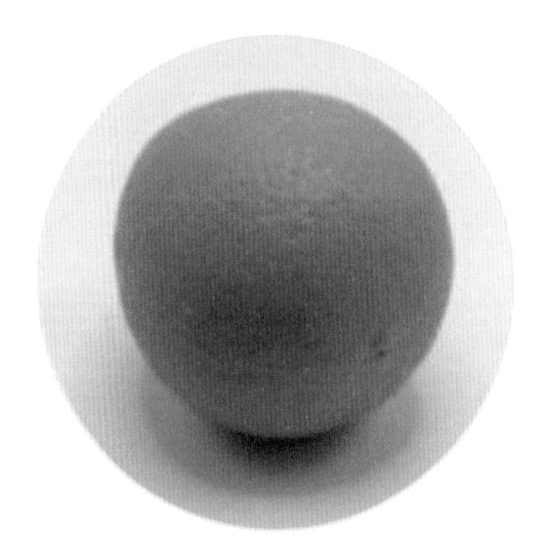

图1－7　橘子200 g

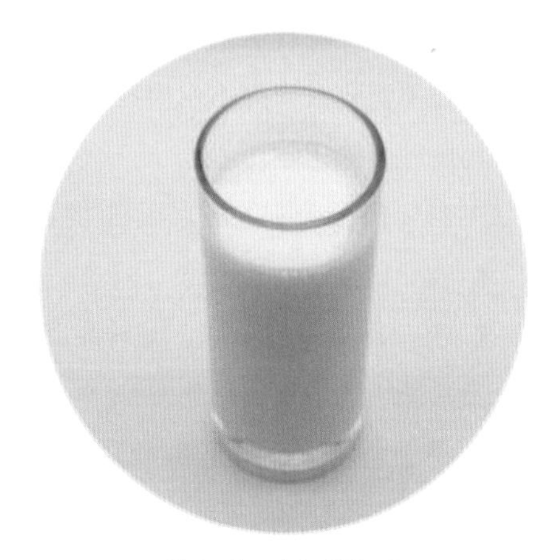

图1－8　牛奶300 mL

4. 经常吃全谷物、大豆制品（图1－9），适量吃坚果。

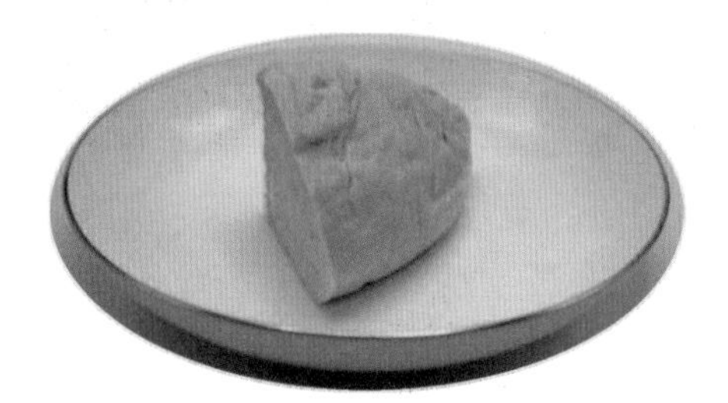

图1－9　豆腐

全谷物不仅含有胚乳，还含有麸皮和胚芽，胚芽主要含有多不饱和脂肪酸、维生素E、矿物质，麸皮主要含有膳食纤维、B族维生素和矿物质，如表1－1。

表1－1　全谷物与精制谷物的区别

分类	成分	主要营养物质
全谷物	麸皮、胚芽、胚乳	淀粉、少量蛋白质、多不饱和脂肪酸、维生素、矿物质
精制谷物	胚乳	淀粉、少量蛋白质

四、适量吃鱼、禽、蛋、瘦肉

1. 鱼、禽、蛋类和瘦肉摄入要适量，每天120～200 g（图1－10）。

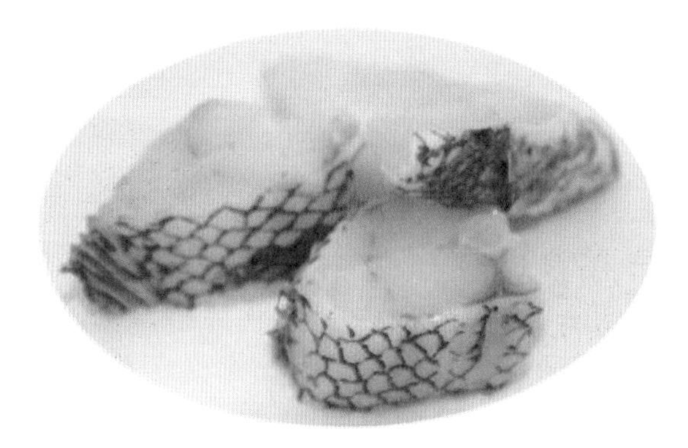

图 1－10　鱼肉

2. 每周摄入鱼类 300～500 g，蛋类 300～350 g，畜禽肉 300～500 g。

3. 少吃深加工肉制品（图 1－11、图 1－12）。

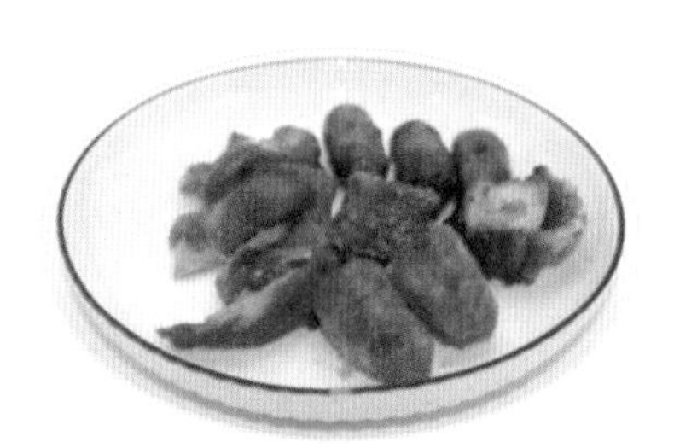

图 1－11　各种加工肉制品

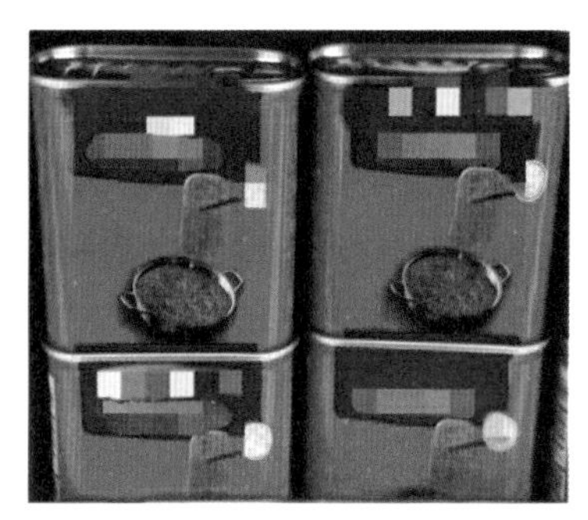

图 1－12　罐头

4. 鸡蛋营养丰富，吃鸡蛋不弃蛋黄（图 1－13）。

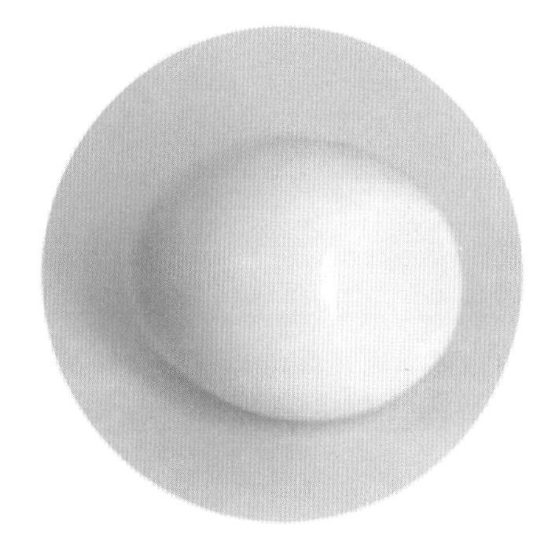

图 1－13　煮鸡蛋

5. 优先选择鱼，少吃肥肉、烟熏和腌制肉制品（图 1－14、图 1－15）。

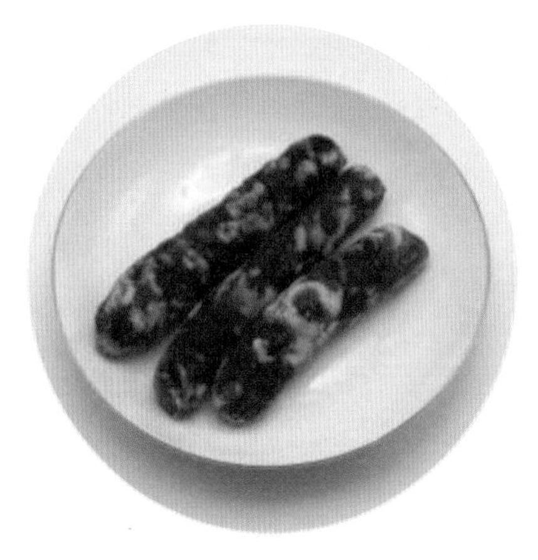

图 1－14　香肠

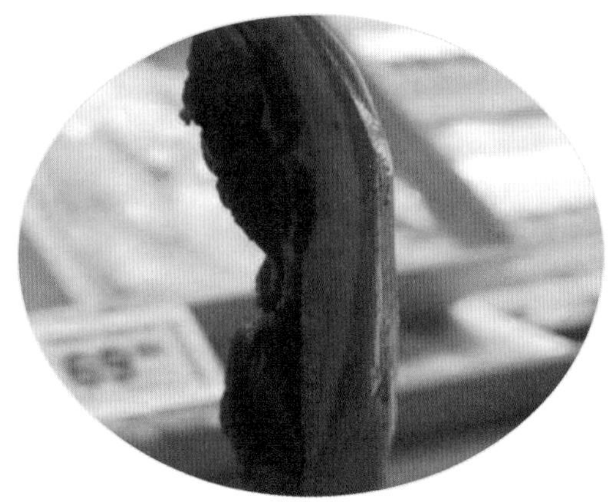

图 1－15　腊肉

五、少盐少油，控糖限酒

1. 培养清淡饮食习惯，少吃高盐和油炸食品，成年人每天摄入食盐不超过 5 g（图 1－16），烹调油 25～30 g（图 1－17、图 1－18）。

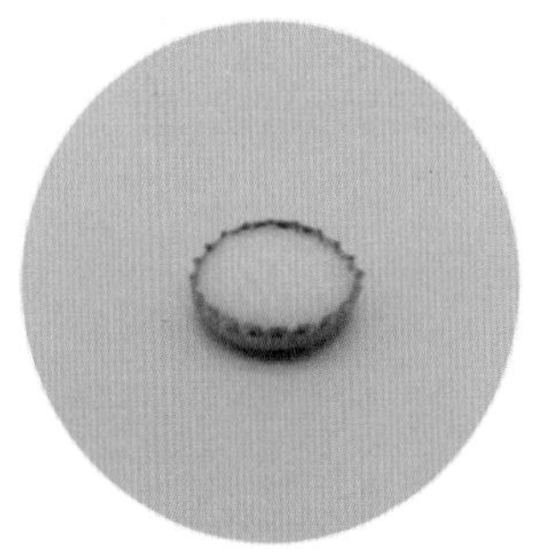

图 1－16　5 g 食盐

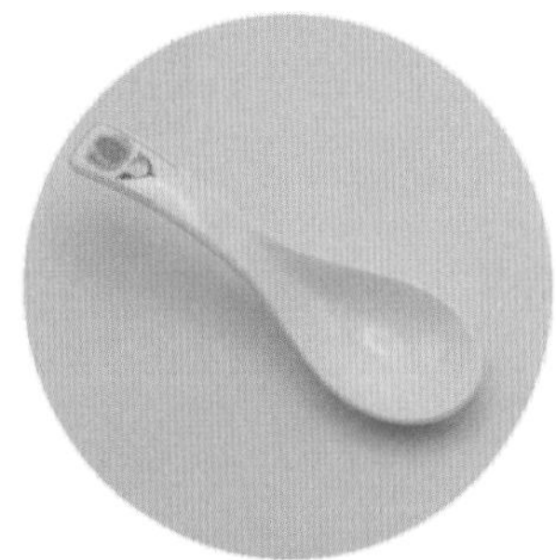

图 1－17　勺子大小 7.5 cm×4.2 cm×1.5 cm

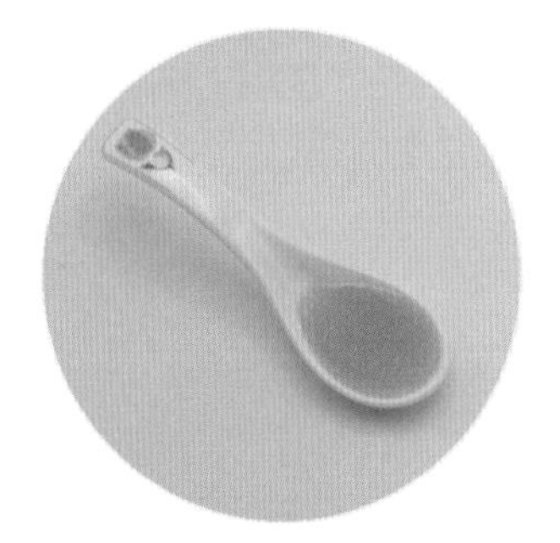

图 1－18　10 mL 油

2. 控制添加糖的摄入量，每天不超过 50 g，最好控制在 25 g 以下（图1－19）。

3. 反式脂肪酸每天摄入量不超过 2 g，不喝或少喝含糖饮料（图 1－20）。

含反式脂肪酸的常见食物有油炸食品、奶油制品、零食等，摄入过多含反式脂肪酸的食物，有损人体健康。

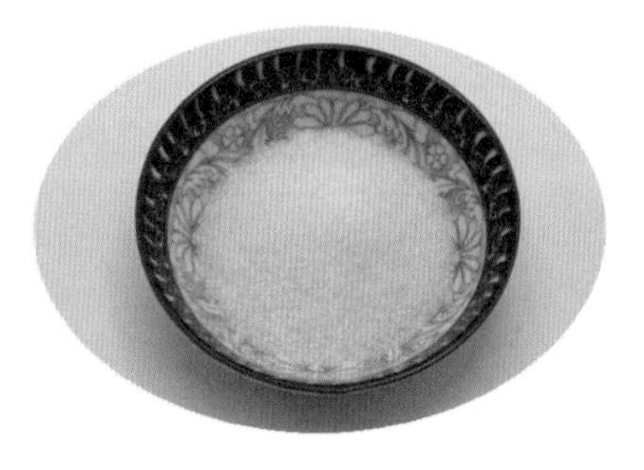

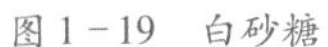

图 1－19　白砂糖

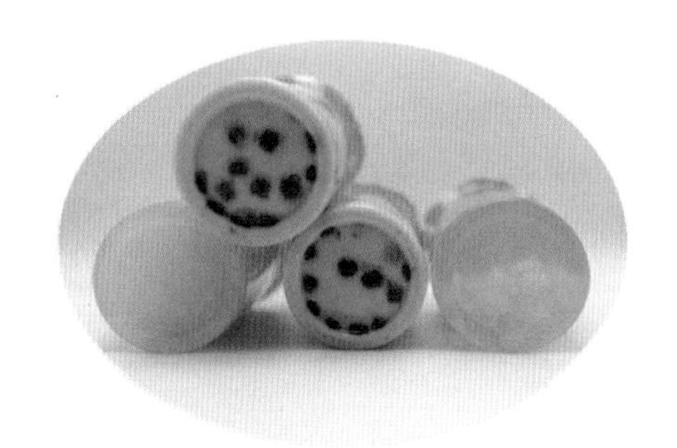

图 1－20　各种饮料

（1）油炸食品：如薯条、炸鸡腿、油条（图 1－21）等。这些食物经过反复高温油炸后，会产生反式脂肪酸，加热时间越长，产生的反式脂肪酸就越多，应该避免过量摄入。

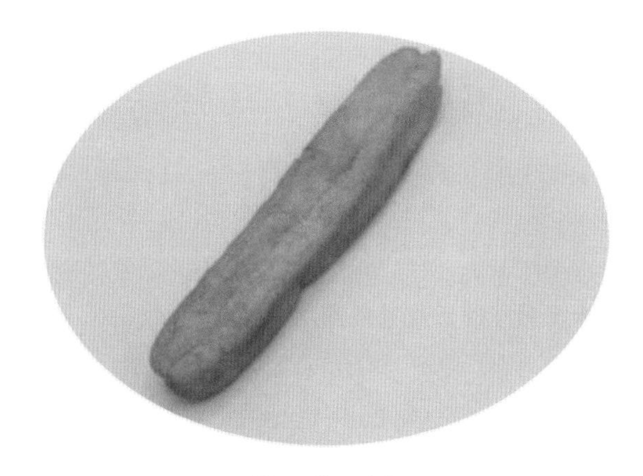

图 1－21　油条

（2）奶油制品：如奶油蛋糕、泡芙等，这些食物通常是经过烘焙制成的，在制作过程中，会使用起酥油并添加大量奶精，这些都可能产生反式脂肪酸。

（3）零食：如薯片（图 1－22）、小麻花、面包、巧克力等。摄入过多可能会导致体内的脂肪含量增加，还可能引起胆固醇水平升高，应该尽量减少摄入。

4. 儿童青少年、孕妇、哺乳期妇女以及慢性病患者不应饮酒。成年人如饮酒，一天饮用量不超过 15 mL（图 1－23）。

六、规律进餐，足量饮水

1. 合理安排一日三餐，定时定量，不漏餐。

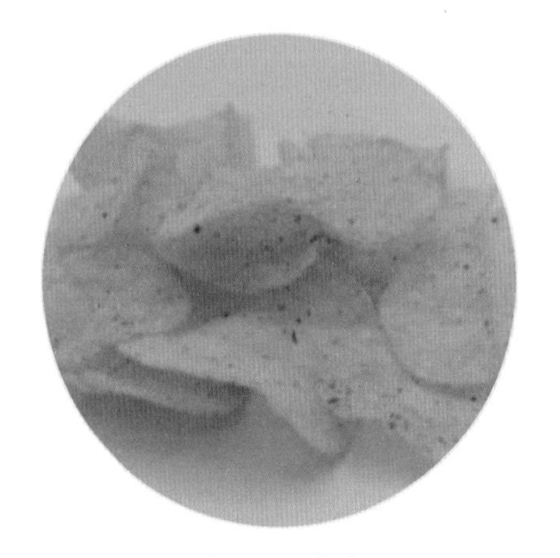

图 1－22　薯片

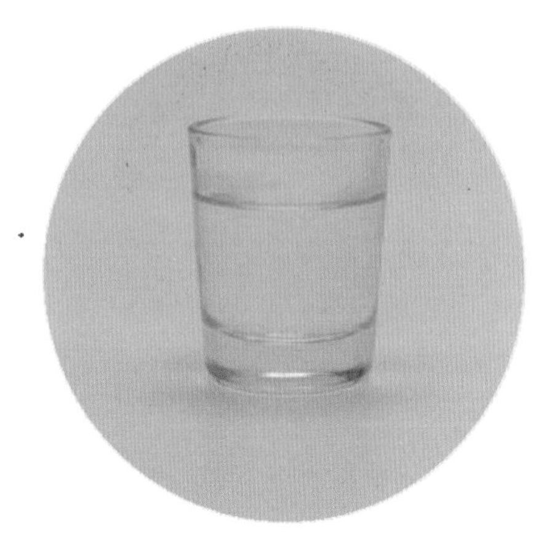

图 1－23　15 mL 白酒

2. 规律进餐、饮食适度，不暴饮暴食、不偏食挑食、不过度节食。

3. 足量饮水，少量多次。在温和气候条件下，低身体活动水平下，成年男性每天饮水不少于 1700 mL，成年女性每天饮水不少于 1500 mL。

4. 推荐喝白开水或茶水，少喝或不喝含糖饮料，不用饮料代替白开水。

七、会烹会选，会看标签

1. 认识食物，选择新鲜的、营养素密度高的食物。

2. 学会阅读食物成分表，合理选择预包装食品（图 1－24）。

项目	每100 g	NRV%
能量	333 kJ	4%
蛋白质	1.2 g	2%
脂肪	5.6 g	9%
——反式脂肪酸	0 g	
碳水化合物	6.2 g	2%
钠	88 mg	4%

图 1－24　食物成分表

3. 学习烹饪、传承传统饮食，享受食物天然美味。

4. 在外就餐，不忘适量与平衡。

八、公筷分餐，杜绝浪费

1. 选择新鲜卫生的食物，不食用野生动物。

2. 食物制备生熟分开，熟食二次加热要热透。

3. 讲究卫生，从公筷分餐做起（图 1－25）。

4. 珍惜食物，按需备餐，提倡分餐不浪费（图 1－26）。

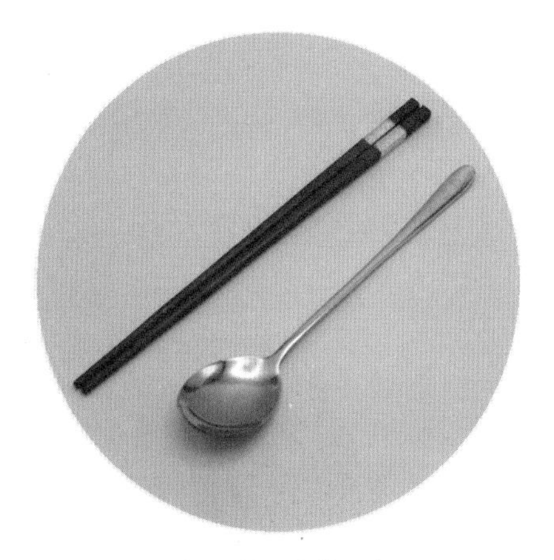

图 1－25　公筷公勺

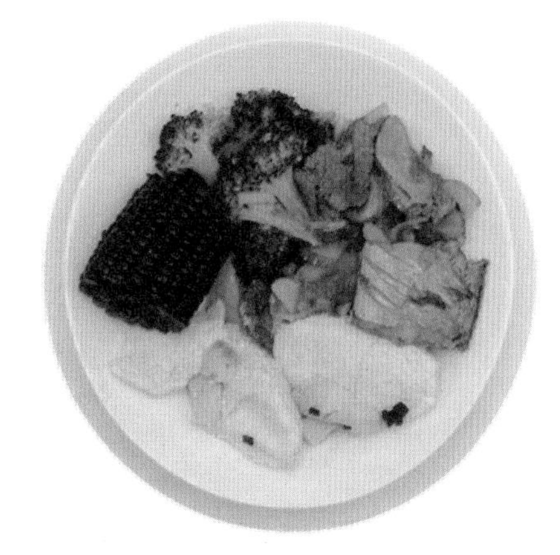

图 1－26　分餐

5. 做可持续食物系统发展的践行者。

第四节　人体需要的营养素

一、认识脂肪

脂肪是人体三大营养素来源之一，包括胆固醇和甘油三酯，脂肪几乎存在于人的全身各处，脂肪对身体既有好处也有坏处。

（一）脂肪的益处

1. 供能：脂肪可以为人体提供必要的能量。脂肪在体内氧化后变成二氧化碳和水，一旦身体需要能量，就会释放出来维持人体正常的生理活动。

2. 御寒：皮下的脂肪组织具有隔热保温的作用，可以帮助人体抵御寒冷。

3. 保护器官：脂肪可以缓冲外界的冲击力，对于人体脏器，特别是肾脏，具有抗震、减压的保护作用。

（二）脂肪的坏处

1. 引发疾病：脂肪过多会加重器官的工作负担，容易引起肥胖、脂肪肝、高血压、高血脂等疾病。

2. 影响美观：脂肪过多也会形成“水桶腰”、“将军肚”、“大象腿”等肥胖现象，影响外表美观。

（三）如何正确摄入脂肪

好的脂肪食物有坚果、深海鱼、蛋类食物、牛油果等。

1. 坚果：核桃、花生、腰果（图 1－27）、松子（图 1－28）等坚果含有丰富的优质脂肪，是健康的不饱和脂肪，不仅为机体提供能量，还能润肠通便、保护心脏。

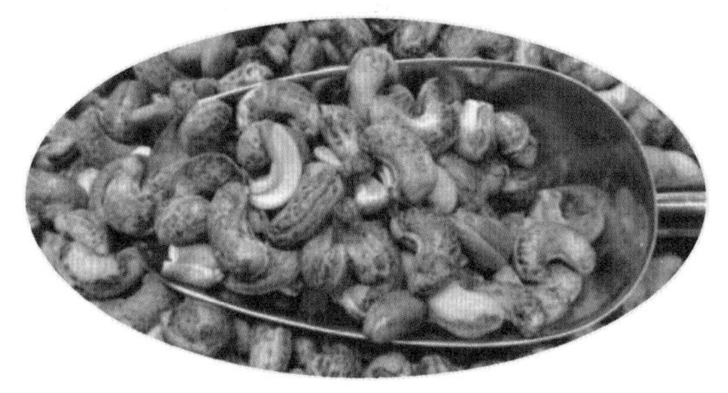

图 1－27　腰果

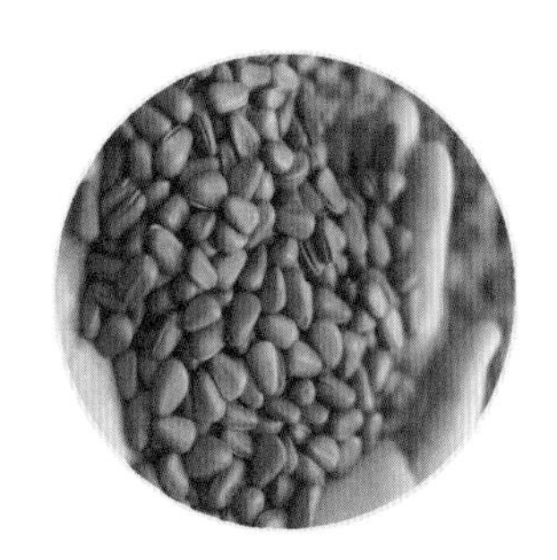

图 1－28　松子

2. 深海鱼：三文鱼（图 1－29）、鳕鱼（图 1－30）等深海鱼也是好的脂肪食物，富含 ω－3 系列不饱和脂肪酸，可以帮助降低坏胆固醇，富含 DHA，对大脑和眼睛有好处。

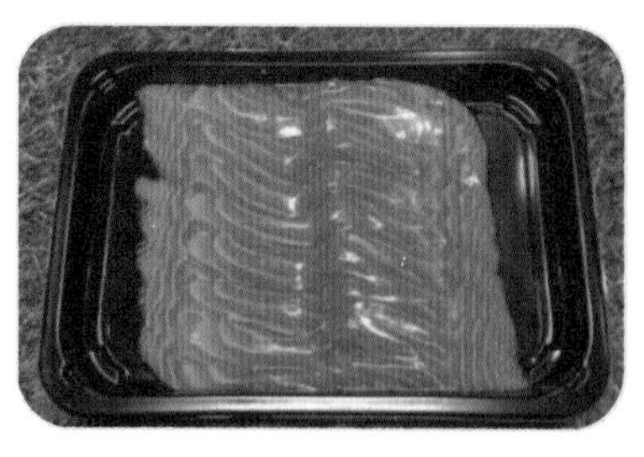

图 1－29　三文鱼

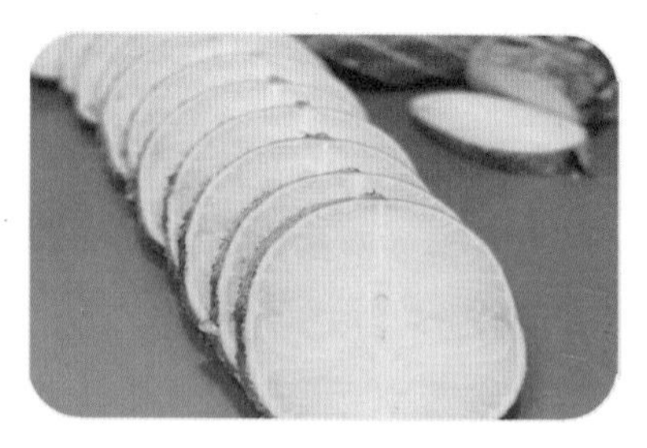

图 1－30　鳕鱼

3. 蛋类食物：鸡蛋（图 1－31）、鹌鹑蛋（图 1－32）等蛋类食物中的脂肪也是好脂肪，多为卵磷脂，可以防止血管脂类沉积，有保护血管的功效。鸡蛋等食物属于营养价值高的食物，是人体生长发育必不可少的食材种类。

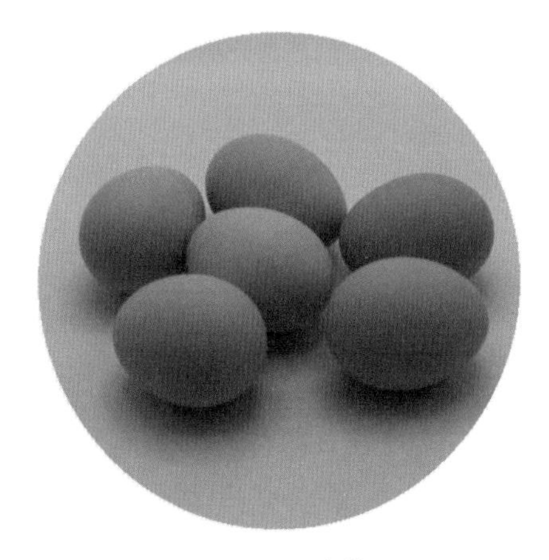

图 1－31　鸡蛋

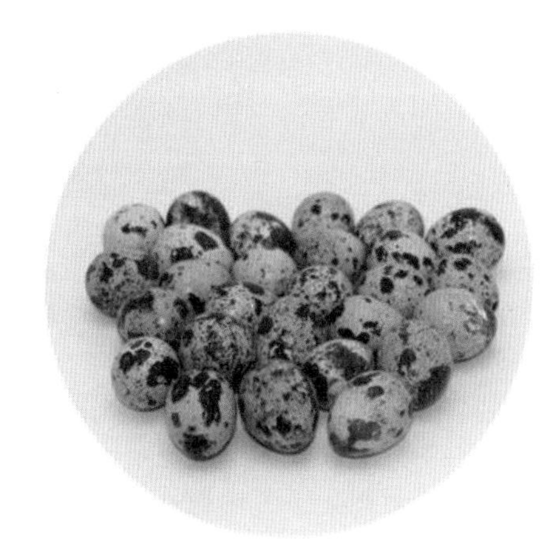

图 1－32　鹌鹑蛋

4. 牛油果：水果也有脂肪含量高的种类，牛油果（图 1－33）就是其中之一，它含有不饱和脂肪酸，是优质脂肪的来源，不仅对心脏有好处，还有利于骨骼健康。牛油果也是糖尿病患者可以吃的水果，升糖指数低，营养价值高。

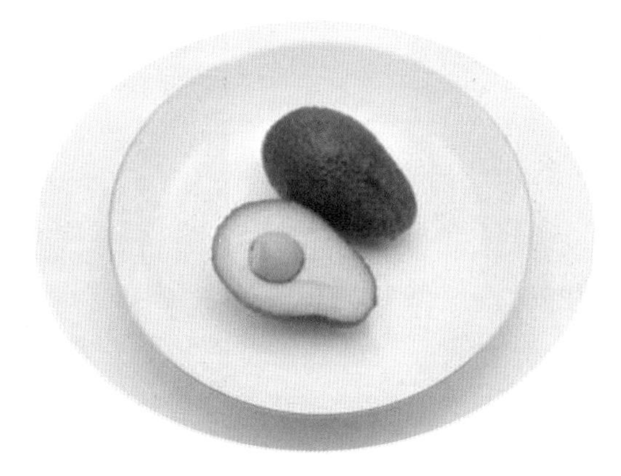

图 1－33　牛油果

除了以上四种好的脂肪食物之外，还有酸奶、橄榄油、亚麻籽、黑巧克力等食物，都对健康有好处，可以加入日常饮食。

5. 建议用主要来自植物的多不饱和脂肪酸或单不饱和脂肪酸取代饮食中的反式脂肪酸。

饱和脂肪酸主要是指在常温下呈固态的脂肪，如猪油（图 1－34）、黄油（图 1－35）、椰子油等，饱和脂肪酸食用多了可能会增加高血压、脑卒中等疾病的风险。

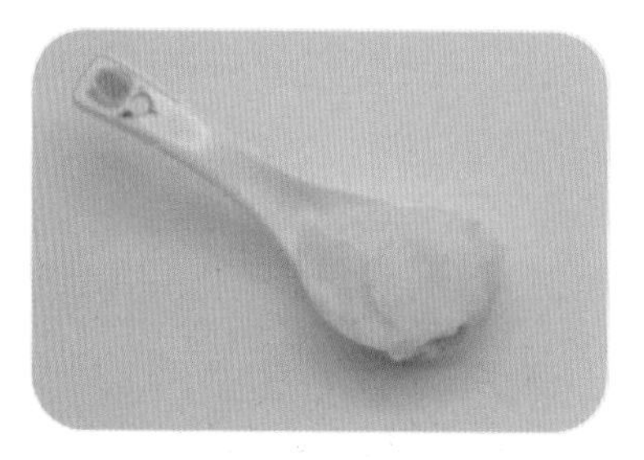

图1－34　猪油

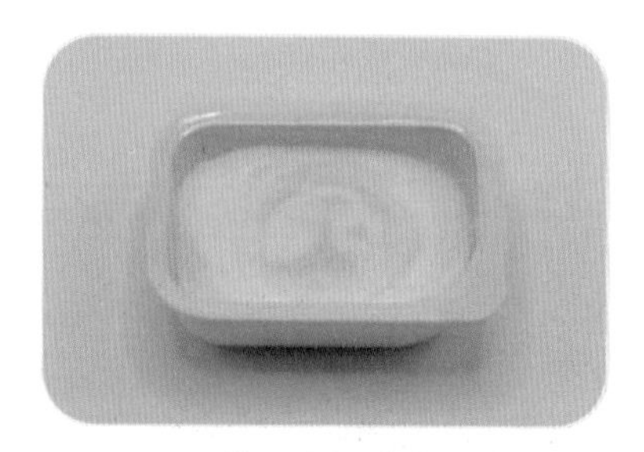

图1－35　黄油

不饱和脂肪酸分为单不饱和脂肪酸及多不饱和脂肪酸，在室温下多呈液态，单不饱和脂肪主要来源于橄榄油、苦茶油（图1－36）、芥花油等；多不饱和脂肪主要来源于葵花油、大豆油、亚麻籽油（图1－37）、葡萄籽油等，多摄入不饱和脂肪有利于保护心脏、控制血糖等。

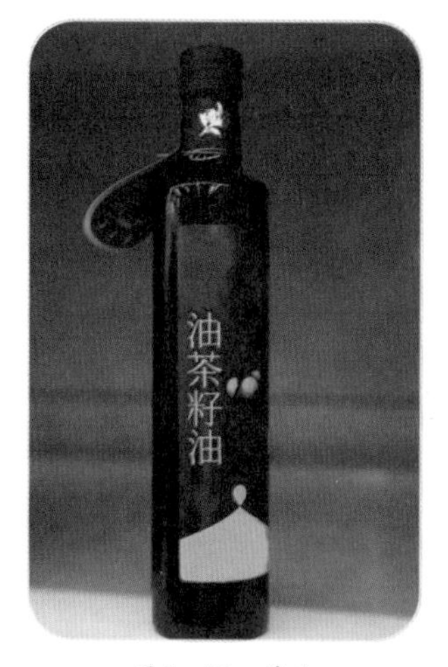

图1－36　茶油

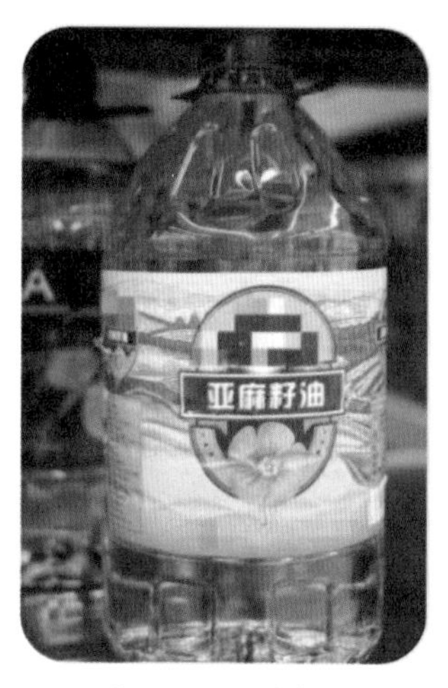

图1－37　亚麻籽油

反式脂肪酸多存在于植物提炼加工而成的油脂和制造的食品中，少量存在于反刍类动物的肉和脂肪中，过多食用含有反式脂肪酸的食物会增加血液黏稠度，可能会导致血栓形成，记忆力下降，患阿尔茨海默病和肥胖等。

6. 食物烹饪过程中油温过高或时间过长，会产生少量反式脂肪酸。

7. 日常烹饪尽量不使用猪油、牛油、黄油、棕榈油、椰子油并要控制好油温，不要油锅都冒黑烟了再下菜。

8. 猪、牛、羊的皮，肥肉、五花肉等脂肪较多的部位尽量少吃（图1－38、图

1－39）。

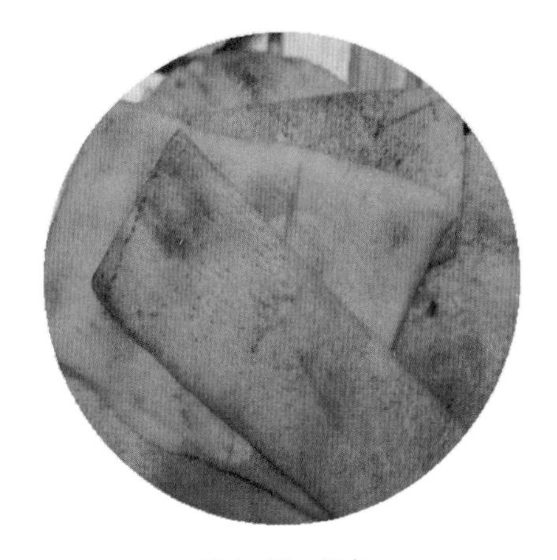

图1－38　猪皮

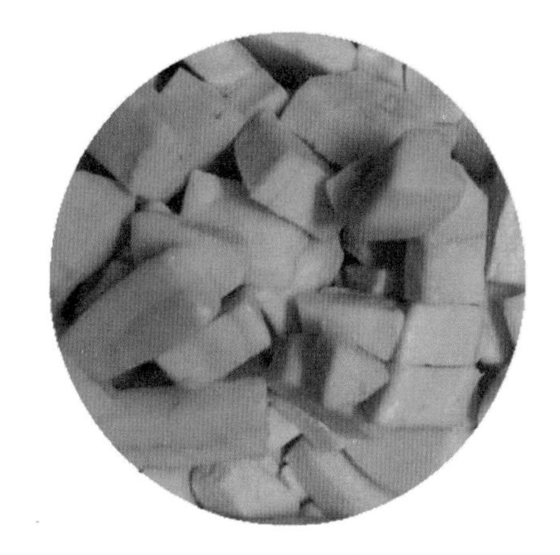

图1－39　肥肉

二、认识蛋白质

蛋白质是一切生命的物质基础，没有蛋白质就没有生命。人体内的蛋白质处于不断地分解又不断地合成的动态平衡之中，借此达到组织蛋白不断地更新和修复的目的。

（一）蛋白质的益处

1. 参与免疫系统：免疫球蛋白是蛋白质的一种类型，是抵抗病毒或者细菌感染的战士。

2. 充足的蛋白质，能满足免疫所需，类似于弹药库充足，才有能力去消灭敌人。

3. 肌肉生成：肌肉纤维主要由蛋白质构成，补充蛋白质可增加肌肉量，让想塑形的人群，更好地保持身形，肌肉更紧实。

4. 胶原蛋白：蛋白质作为身体原料，可加速胶原蛋白的合成，达到支撑、修复、保护的三重抗衰老作用。

5. 运输营养：各类物质通过血液循环被输送到人体的各个系统，其载体就是蛋白质。

6. 酶的原材料：酶（唾液淀粉酶、胃蛋白酶、胰脂肪酶等）是一种特殊蛋白质，起着催化作用，如我们吃饭正常消化要4小时，如果没有酶，食物基本无法消化。

7. 构成激素：甲状腺、垂体激素、胰岛素等都属于蛋白质类，如甲状腺激素分泌过多会导致甲状腺功能亢进，少了会导致甲状腺功能减退、肥胖；生长激素多了会导致巨人症，少了会导致侏儒症；胰岛素过少会得糖尿病等。

（二）过多摄入蛋白质的危害

蛋白质好处多多，并不是摄入越多越好，蛋白质摄入过多，尤其是动物性蛋白摄入过多，会对人体健康产生危害。

1. 高尿酸血症：如果吃太多的肉，可能造成蛋白质摄入过多的同时也会造成摄入嘌呤过多，易使尿酸增加，还可能会伴随高尿酸血症，导致痛风等症状。

2. 冠心病以及心脑血管疾病加重：如果本身患有高血压、冠心病或者是脑血管疾病的患者，在蛋白质摄入过多之后，会增加心脑血管和脑血管的负担，进而增加心脑血管疾病的患病率。

3. 加重肾脏负担，若肾功能不全，则危害就更大。

4. 过多的动物蛋白摄入，会造成含硫氨基酸摄入过多，这样可加速骨骼中钙质的丢失，易发生骨质疏松。

（三）如何正确摄入蛋白质

1. 鱼、禽、蛋、瘦肉是优质蛋白质的主要来源，同时富含多种微量营养素，是平衡饮食的重要组成部分，但有些动物性食物含有较多的饱和脂肪酸和胆固醇，过量摄入不益于健康。

2. 每天一个鸡蛋，不吃生蛋，不弃蛋黄。鸡蛋中脂肪、维生素和矿物质主要集中在蛋黄，吃鸡蛋不应弃蛋黄，但蛋黄胆固醇含量偏高，建议每天一个。最好吃水煮蛋，煮蛋一般水开后小火继续煮 5～6 分钟即可，生鸡蛋或煮太久都会影响营养物质的消化吸收。

3. 鱼、虾等水产品类富含优质蛋白质和不饱和脂肪酸，对婴幼儿大脑神经发育有益，对预防血脂异常和脑卒中等疾病也有一定作用，建议每周吃鱼类等水产品 2 次（图 1－40、图 1－41）。

4. 选用不带皮的瘦肉（图 1－42）。肥畜肉及禽类的皮脂肪含量均较高，过量摄入会增加 2 型糖尿病、结直肠癌和肥胖的发生风险。

5. 动物性蛋白质质量好、利用率高，但同时富含饱和脂肪酸和胆固醇，而植物性蛋白利用率较低，在膳食安排中应合理搭配，发挥蛋白质的互补作用。大豆可

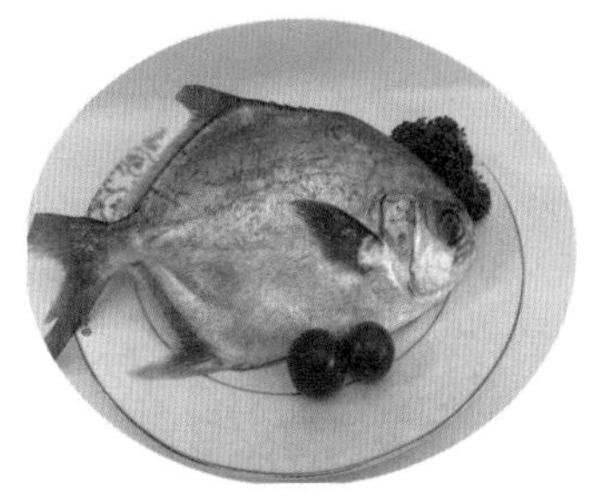

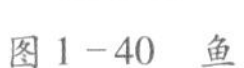
图 1-40　鱼

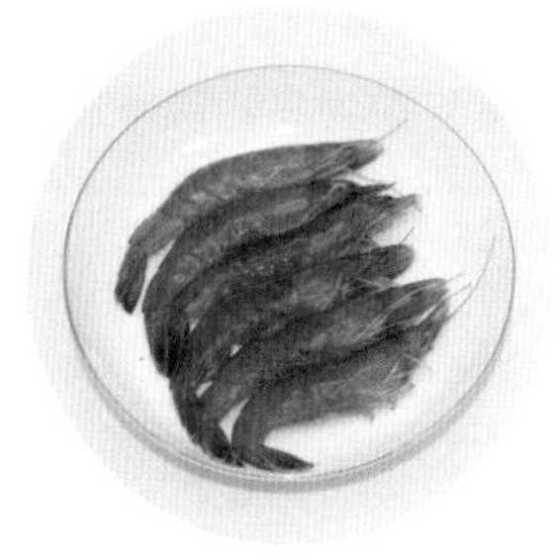
图 1-41　虾

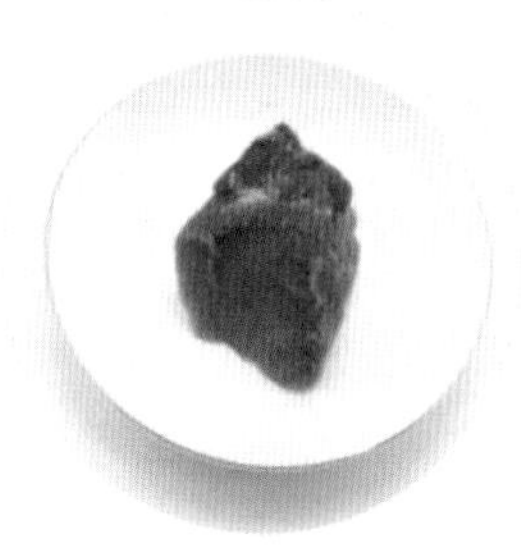
图 1-42　精瘦肉

提供丰富的优质蛋白质，牛奶也是富含多种营养素的优质蛋白质食物来源，每天应进食 300～500 mL 牛奶和适量豆制品（图 1-43、图 1-44）。

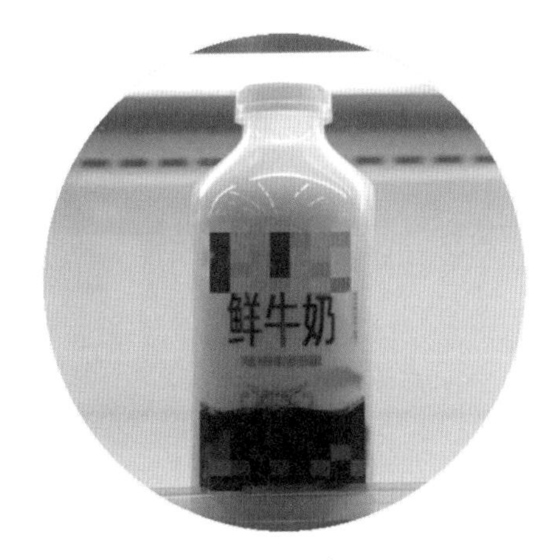

图 1-43　牛奶

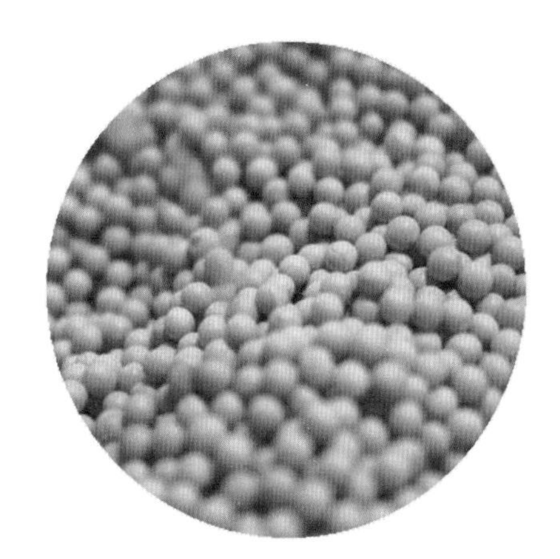
图 1-44　黄豆

三、认识碳水化合物

碳水化合物也称糖类，是一类宏量营养素，广泛存在于动植物中。碳水化合物是人类膳食能量的主要来源，根据其化学结构及营养作用分为单糖、双糖、寡糖和多糖四类，单糖和双糖又被称为简单碳水化合物。

（一）碳水化合物的益处

1. 储存和提供能量：膳食碳水化合物是人类获取能量的最经济和最主要的来源，每克葡萄糖在体内氧化可以产生 16.7 kJ（4 kcal）的能量，对维持神经系统、肌肉及心脏的生理功能十分重要。

糖原是体内碳水化合物的储存形式，体内约 1/3 的糖原储存在肝脏，当机体需要时，肝糖原可分解为葡萄糖进入血液，为主要器官组织提供能量。

2. 构成机体的成分及生理活性物质：碳水化合物是构成机体的成分之一，主要以糖脂、糖蛋白和蛋白多糖等形式存在。在脑和神经组织中含有大量的糖脂，软骨、骨骼等组织中存在糖蛋白；抗体、酶和激素的组成成分，也需碳水化合物参与。

3. 节约蛋白质：体内碳水化合物充足的话，则机体不需要动用蛋白质来提供能量，使蛋白质真正用于合成新的蛋白质以及细胞组织的更新。

4. 维持脑细胞功能：碳水化合物中的葡萄糖是维持大脑能量的唯一来源，参与细胞和组织的构成，维持脑细胞的正常功能。

5. 抵抗酮体：当碳水化合物供给不足时，脂肪酸不能彻底氧化而产生过多的酮体，酮体不能及时被氧化而在体内蓄积，可产生酮血症和酮尿症。如体内的碳水化合物提供能量充足，可以防止脂肪转化能量，减少脂肪代谢产物酮体蓄积，预防酮症酸中毒。

6. 构成细胞和组织：细胞和组织需要碳水化合物以糖脂、糖蛋白和蛋白多糖等形式参与构成。

7. 其他：碳水化合物还有解除胆红素等毒素的作用，可以改善肠道功能，防止便秘。

（二）碳水化合物的坏处

碳水化合物是人体主要的能量来源之一，但过量摄入或选择不当可能出现高血糖、高血脂，从而增加患糖尿病、肥胖和心脑血管疾病的风险，因此碳水化合物的选择和摄入需要谨慎。

1. 高血糖和糖尿病风险：高血糖是碳水化合物摄入过多或选择高血糖指数食物（易消化的碳水化合物）的一个常见结果，长期高血糖可以增加患糖尿病的风险。

2. 肥胖风险：过量摄入简单的碳水化合物，如糖和精细粮食，可能导致体重增加和肥胖，这是因为这些碳水化合物会迅速提供能量，而过剩的能量将被存储为脂肪。

3. 高血脂和心血管疾病风险：大量摄入精细粮食和糖类的饮食与血脂异常（如高甘油三酯和低密度脂蛋白胆固醇）和心血管疾病的风险增加相关。

4. 其他：过度依赖碳水化合物摄入，可能导致其他重要营养素的不足，如蛋白质、健康脂肪、某些维生素和矿物质，最终出现营养失衡的情况。

（三）如何正确摄入碳水化合物

复杂碳水化合物，如全谷物、蔬菜、水果和豆类，提供了丰富的纤维、维生素和矿物质，对于身体健康是必需的。但是食用碳水化合物也会产生肥胖、血糖升高、心脏病等风险，所以在选择碳水食物时应适量，避免过度食用。

1. 建议成年人每天至少摄入 400 g 蔬菜和水果，水果每天两三个品种合理搭配，水果可选择在上午 10 点左右，下午 4 点左右及睡前食用。

2. 对于儿童和青年，建议蔬菜和水果的摄入量，2～5 岁每天至少 250 g，6～9 岁每天至少 350 g，10 岁或以上每天至少 400 g。

3. 主食优先选择健康的碳水化合物，如：玉米（图 1－45、图 1－46）、荞麦、藜麦、青稞等，减少精加工米面的摄入。

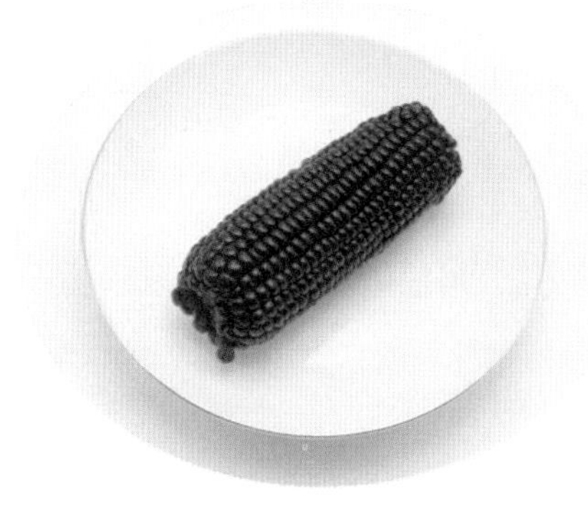

图 1－45　黑玉米

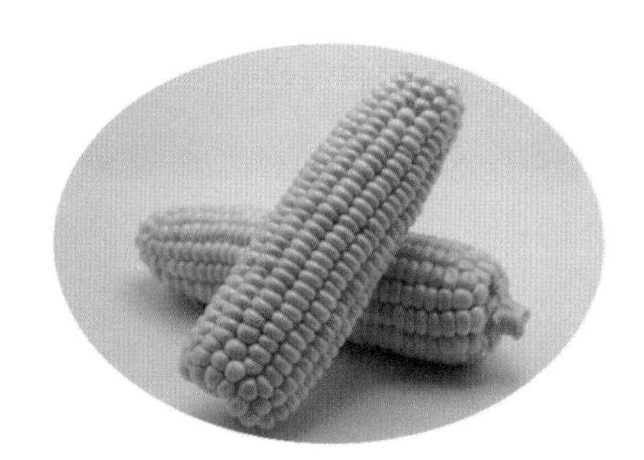

图 1－46　甜玉米

4. 蔬果（图 1－47、图 1－48）、豆类尽可能选择新鲜的或经过最低限度加工的食品，非油炸的食品，不添加脂肪、糖或盐的食品。

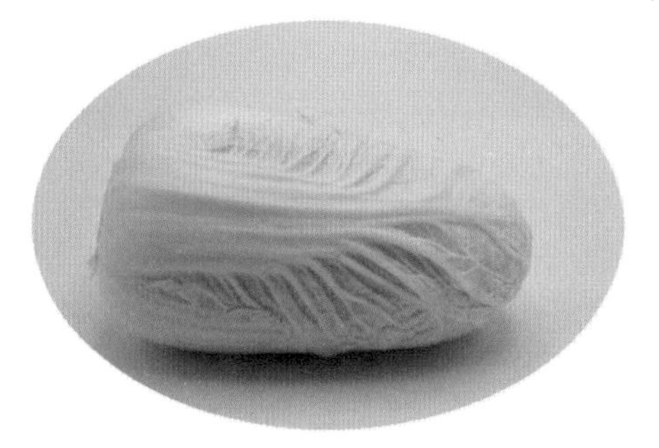

图 1－47　白菜

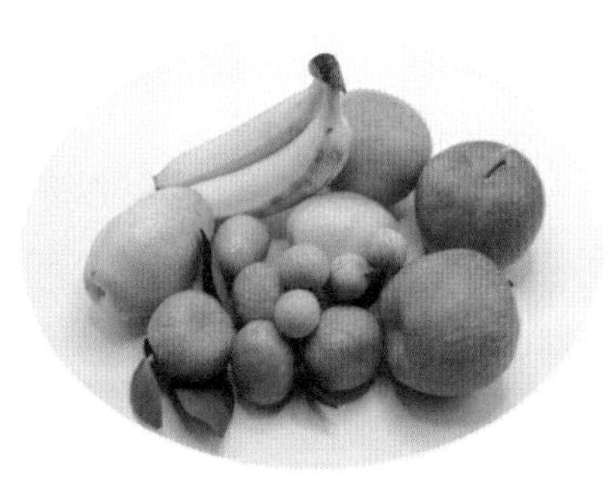

图 1－48　水果

四、认识膳食纤维

膳食纤维是一种多糖，它不能产生能量，也不能被人体消化酶所消化吸收，主要来源于植物的细胞壁，包含纤维素、半纤维素、木质素、果胶等。膳食纤维分为可溶性膳食纤维和不可溶性膳食纤维两种。

可溶性膳食纤维是能被体内消化酶溶解的，其特点是纤维黏度高，可以减缓胃排空食物的速率，延缓胃内容物进入小肠的速度，使人增加饱腹感。

不可溶性膳食纤维是指不能被消化酶溶解的纤维，它的吸水性可增加粪便的体积，组成肠内容物的核心，以机械刺激使肠道蠕动。又因为吸水性，增加了粪便含水量，减少粪便硬度，利于排出。

不同的膳食纤维吸水性也不同，比如谷类纤维比水果蔬菜类纤维能更有效地增加粪便体积和防止便秘。

（一）膳食纤维的益处

1. 膳食纤维具有促进肠蠕动的作用，增加粪便体积，预防便秘，并降低患结肠癌的风险。

2. 膳食纤维可以帮助减缓食物通过肠道的速度，增加饱腹感，避免暴饮暴食，有助于控制体重。在轻断食的饮食结构调整中，膳食纤维因食物热量低，饱腹感强而起着非常重要的作用。

3. 膳食纤维对于心血管疾病的预防也有重要作用，膳食纤维可以降低胆固醇水平，减少动脉壁的脂质沉积，降低患心脏病和脑卒中的风险。

4. 膳食纤维可以调节血糖水平，有助于控制糖尿病，它具有抗氧化作用，可以帮助清除自由基，减少慢性炎症，还可以改善肠道菌群的平衡，维持肠道健康。

（二）膳食纤维的坏处

膳食纤维固然有很多益处，但摄入过多也可导致以下危害：

1. 引起胃肠不适：不可溶性的膳食纤维摄入过多可加重胃肠道负担并导致消化不良等不适。

2. 影响其他营养素吸收：膳食纤维过量摄入会影响胃肠蠕动和胃排空，进而影响其他营养素的吸收利用，引发营养素缺乏。

3. 诱发低血糖：可溶性膳食纤维适量摄入可起到控制血糖的作用，但过量摄入则可能导致低血糖，对于曾发生低血糖的人需要注意控制膳食纤维的摄入量；有胃肠道问题的人群应注意调整膳食结构，避免过量摄入膳食纤维。

（三）如何正确补充膳食纤维

1. 建议成人每天摄入 25～30 g 从食物中摄取的天然膳食纤维。

2. 儿童和青少年每天摄入天然膳食纤维量，2～5 岁每天至少 15 g，6～9 岁每天至少 21 g，10 岁及以上每天至少 25 g。

3. 早餐多吃高膳食纤维的食物，可用小米（图 1－49）、绿豆（图 1－50）等富含膳食纤维的食物做全谷物早餐，还可以食用燕麦片、全麦饼干。

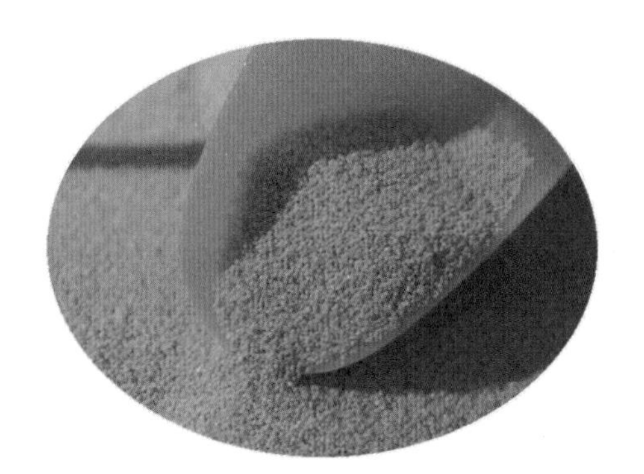

图 1－49　小米

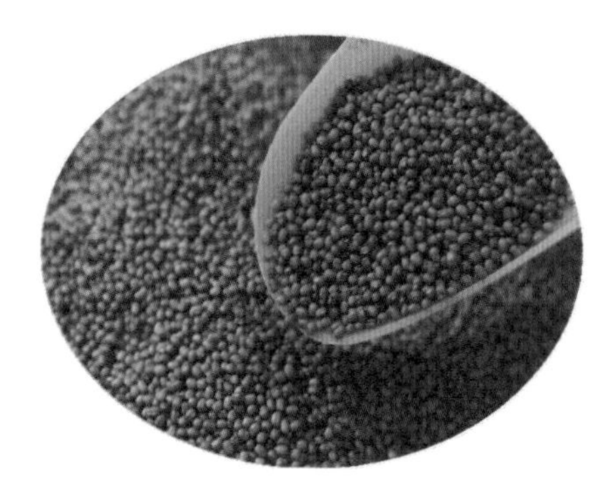

图 1－50　绿豆

4. 多吃全谷物的食物，中餐或晚餐多吃全麦面点、米饭等。

5. 食品多样化，每天保证食物品种 12 种以上，一周 25 种以上。

6. 多吃新鲜蔬菜水果，如猕猴桃（图 1－51）、无花果（图 1－52）等。

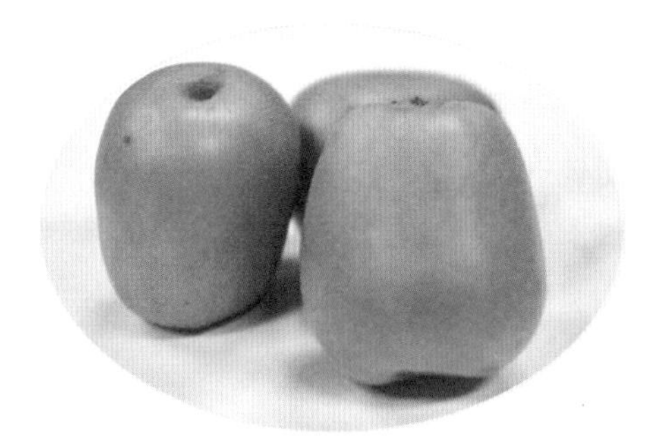

图 1－51　猕猴桃

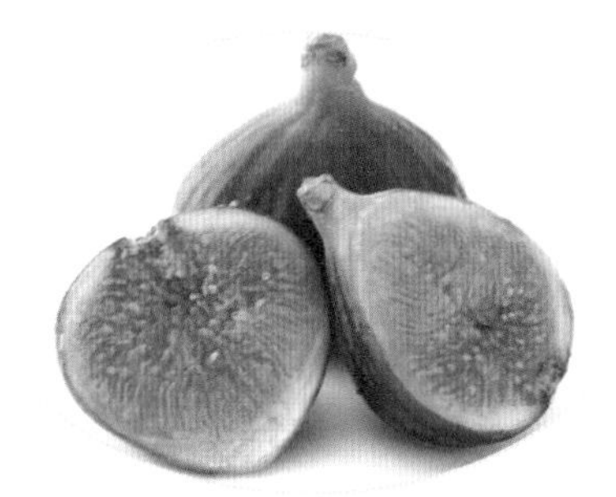

图 1－52　无花果

7. 多吃整果(图 1－53)，少喝果汁，水果中的膳食纤维主要存在皮和果肉中，一旦去掉果皮、果肉，膳食纤维含量甚微。

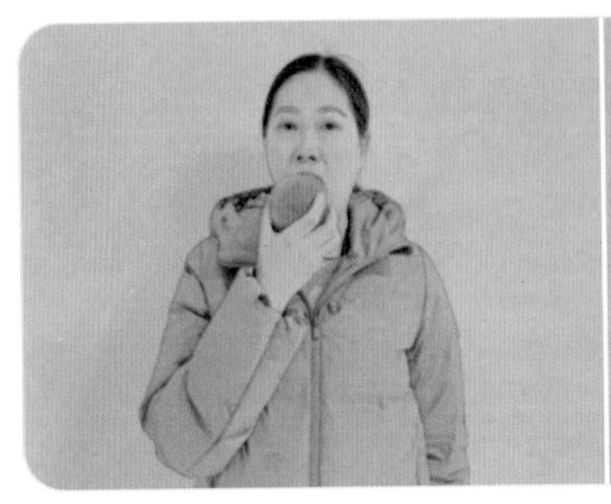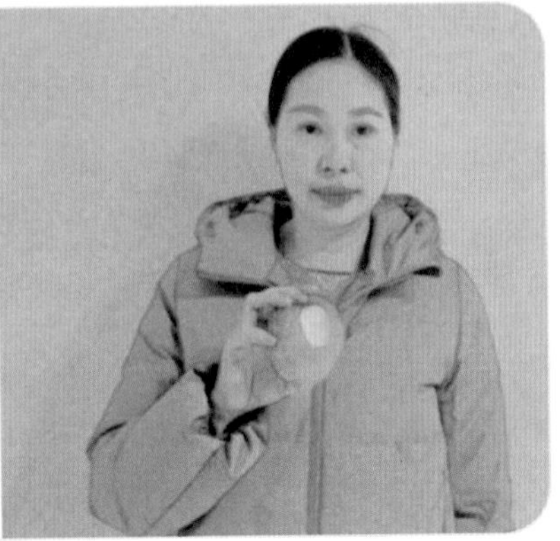

图 1-53　多吃整果

五、认识维生素

维生素是一类人体不能合成却是机体正常生理代谢所必需且功能各异的微量低分子有机化合物，是保持人体健康的重要活性物质。维生素按照其发现顺序以英文字母命名，如维生素 A、维生素 B、维生素 C、维生素 D、维生素 E 等。

（一）维生素不足与缺乏的常见原因

1. 膳食供给不足：膳食维生素含量取决于食物中原有含量以及加工烹调与储藏时丢失或破坏的程度。

2. 人体吸收利用维生素能力降低：机体消化系统吸收功能障碍，高纤维膳食引起食物快速排出均影响维生素的吸收。

3. 需求相对增加：维生素的需求存在个体差异，特殊生理条件、生活环境、劳动条件及某些疾病都可以使需要量相对增加。维生素缺乏是一个渐进过程，初始阶段维生素储备量降低，随后出现机体生化指标异常以及生理功能和组织病理学改变，直至出现临床症状。水溶性维生素摄入过多，常以原形从尿中排出体外，但过多摄入会干扰其他营养素的代谢。脂溶性维生素大量摄入时可在体内蓄积，超出机体负荷并引起中毒。

（二）常见维生素缺乏的危害

1. 缺乏维生素 A：可能会引起眼干燥症、夜盲症，会有皮肤干燥、皮肤色素沉淀、皮肤粗糙、皮肤瘙痒等症状。

2. 缺乏维生素 B：会有注意力不集中、记忆力衰退、无力、恶心、呕吐，以及食欲不振、疲劳多汗、肌肉酸痛、伤口溃烂、喉咙疼痛、吞咽困难等症状。

3. 缺乏维生素C：造成人体免疫力下降，可能会引起牙周炎等牙周疾病，会有牙龈出血、口腔溃疡、牙龈肿胀等症状，甚至还会导致坏血病。

4. 缺乏维生素D：会有抽筋、鸡胸、抽筋、盗汗、骨质疏松、关节痛等症状，严重缺乏维生素D还会导致佝偻病。

5. 缺乏维生素E：会引起色斑过多的问题，可以出现肤色暗沉、食欲不振等症状。

6. 缺乏维生素K：会有出血倾向，可以出现牙龈出血、鼻出血、瘀青等，严重时可导致颅内出血、内脏出血等。

（三）如何补充常见维生素

1. 维生素A是发现最早的极重要的一种维生素，属脂溶性维生素。人体或哺乳动物缺乏维生素A时易出现眼干燥症，故又称为抗干眼病维生素。

维生素A最好的来源是动物的肝脏、鱼肝油、奶类、蛋类及鱼卵。维生素A原类胡萝卜素广泛分布于植物中，其中深色植物含有丰富的β-胡萝卜素，如胡萝卜、红心甜薯、菠菜、苋菜、杏、芒果等（图1-54、图1-55）。

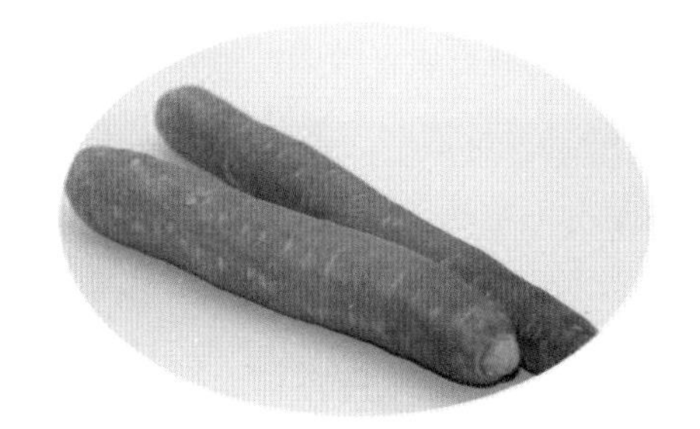

图1-54 胡萝卜

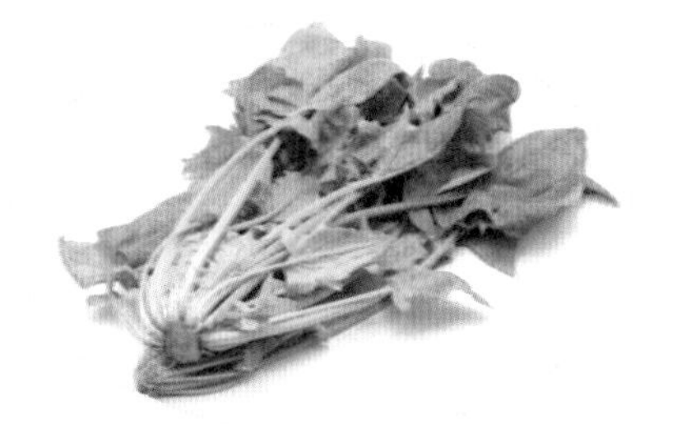

图1-55 菠菜

2. 维生素B_1又称硫胺素或抗脚气病因子，是发现较早的水溶性维生素。

含维生素B_1丰富的食物有粮谷类、豆类、酵母、干果、坚果、动物内脏、蛋类、瘦猪肉、乳类、蔬菜、水果等。在谷物类食物中，全粒谷物含维生素B_1较丰富，杂粮所含维生素B_1也较多，尤其在粮谷类的表皮部分含量更高，但是碾磨精度不宜过高，同时注意加工烹调方法。

维生素B_2又称核黄素，对碳水化合物、氨基酸和脂类的代谢非常重要。

核黄素含量以动物性食物较高，如动物肝肾、蛋黄、鳝鱼、奶类及其制品，植物性食物中以胡萝卜、香菇、紫菜、芹菜、橘子、柑、橙等蔬菜和水果的含量较高

（图 1－56、图 1－57）。

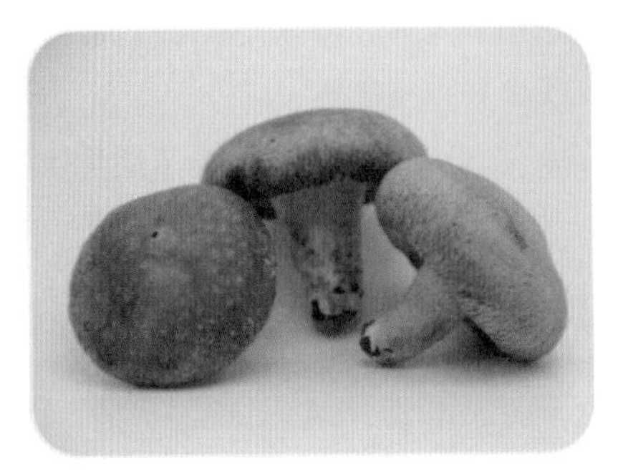

图 1－56　香菇

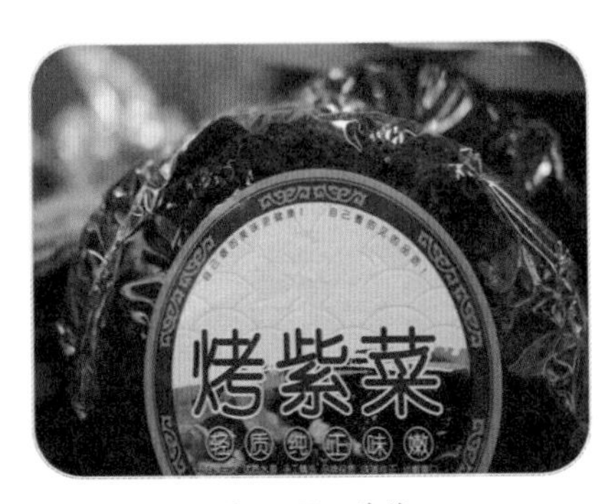

图 1－57　紫菜

维生素 B_6 在自然界广泛分布。

维生素 B_6 存在于各种动植物食品中，在肉、奶、蛋黄以及鱼中含量较多。谷物类和种子中也含有一定量的维生素 B_6，肠道细菌亦可合成少量维生素 B_6。

3. 叶酸是 B 族维生素的一种，属于水溶性维生素，是从菠菜叶子中分离提取出来的。

叶酸类的许多种化合物广泛分布于多种生物中。动物性食物如肝、肾、乳制品等均含有丰富的叶酸，叶酸含量最为丰富的食品是动物肝脏。植物的绿叶含叶酸丰富，如菠菜、花椰菜、莴苣、扁豆等（图 1－58）。一般食物中虽然叶酸含量很丰富，但烹饪方法不当，如食物烹煮过久会将大量叶酸破坏，在储存、烹调或高温加工过程中丢失 50%～90%。

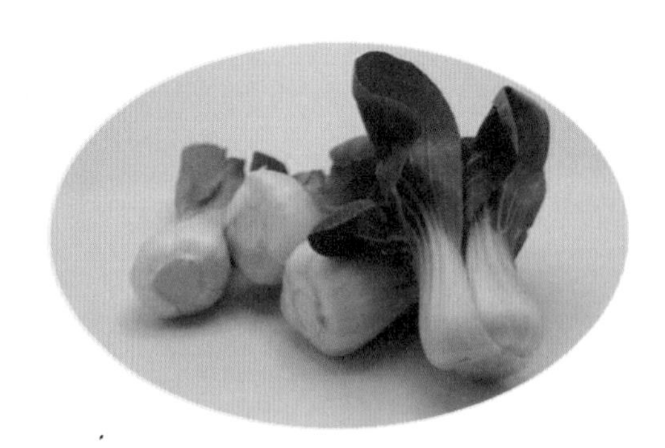

图 1－58　绿叶菜

4. 维生素 C 又名抗坏血酸，是植物或大多数动物由葡萄糖和半乳糖合成而来，水果和蔬菜中含量丰富。

维生素 C 主要来源于新鲜蔬菜和水果，水果中以酸枣、山楂、柑橘（图 1－59）、草莓、野蔷薇果、猕猴桃等含量高；蔬菜中以辣椒（图 1－60）含量最多，其他蔬菜也含有较多的维生素 C。干豆类及植物种子不含维生素 C，但当其发芽后则可产生维生素 C。一般情况下人体每天需要适当摄入一些富含维生素 C 的新鲜水果和蔬菜，以满足机体的需要。

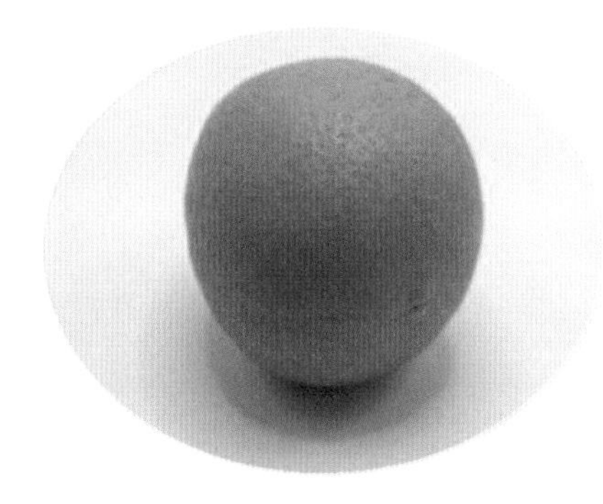

图 1－59　柑橘

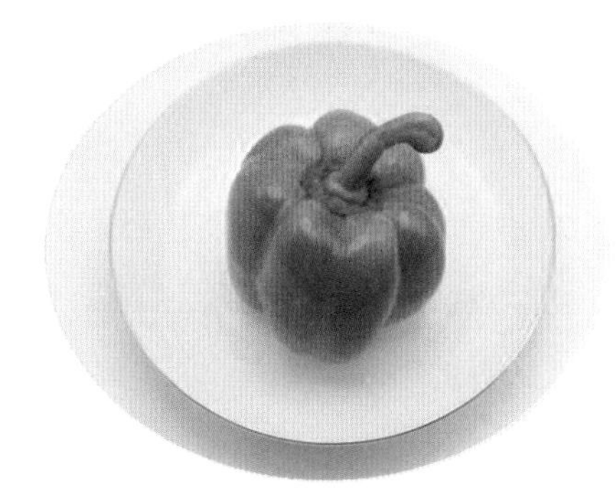

图 1－60　甜椒

5. 维生素 D 被誉为“阳光维生素”，维生素 D_3 是在身体的皮肤中产生，要运往靶器官才能发挥生理作用，起一种类固醇激素的作用。

维生素 D 含量最丰富的食物为鱼肝油（图 1－61），动物肝脏、蛋黄（图 1－62）、牛奶及其他食物中维生素 D_3 的含量较少。以牛奶为主食的婴儿，适当补充鱼肝油并经常接受日光照射有利于生长发育。

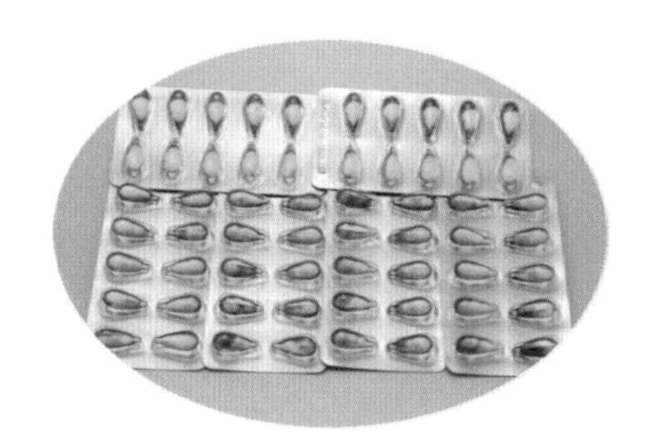

图 1－61　鱼肝油

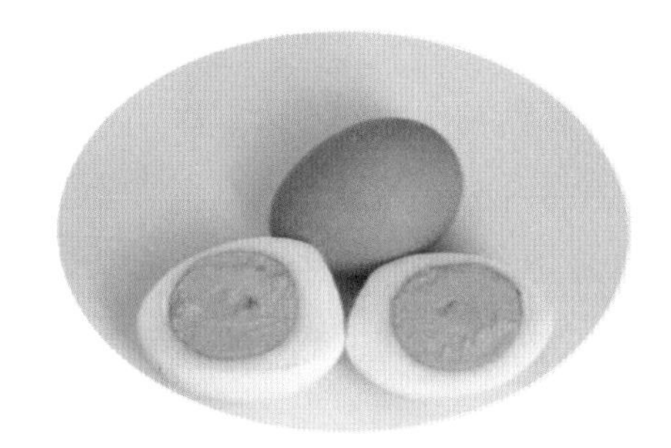

图 1－62　蛋黄

6. 维生素 E 是脂溶性维生素中毒性较小的一种，其基本作用是保护机体免受活性氧的损害。

维生素 E 含量丰富的食物包括植物油、坚果、麦胚、豆类和绿色蔬菜等（图 1－63、图 1－64）。

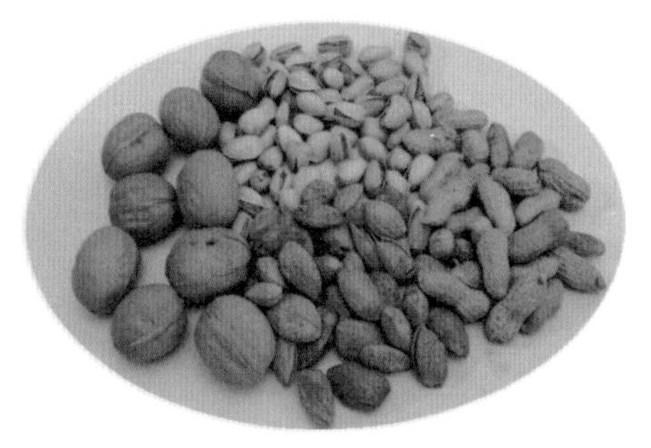

图 1-63　坚果

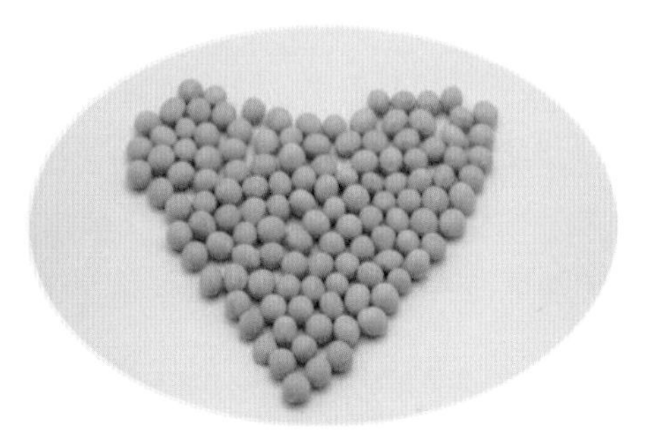

图 1-64　豌豆

7. 维生素 K 是一种具有抗出血作用的维生素。

维生素 K_1 以绿叶蔬菜含量高，在肝脏、鱼肝油、海藻、苜蓿、菠菜、莴苣、豌豆、大豆油均含量丰富（图 1-65、图 1-66）。

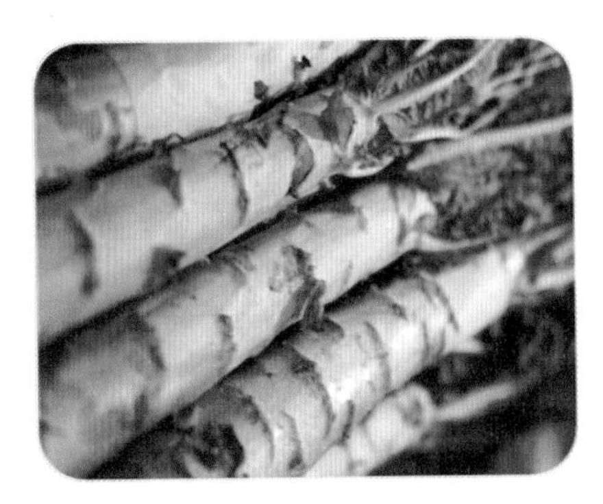

图 1-65　莴苣

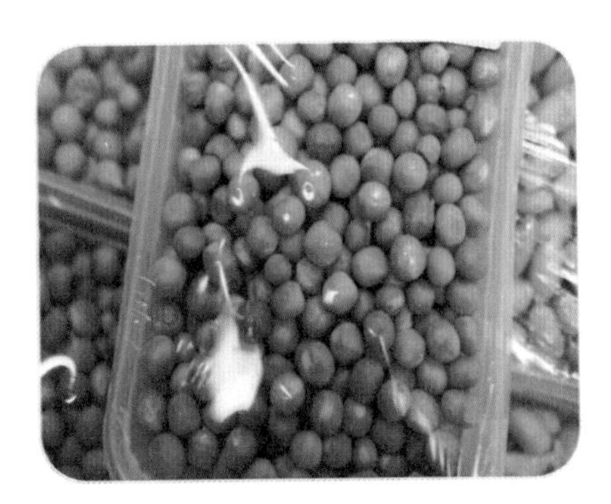

图 1-66　豌豆

六、认识矿物质

矿物质又称无机盐，是人体内无机物的总称。矿物质和维生素一样，是人体必需的营养素。常量元素包括钙、磷、钠、钾、氯、镁和硫共 7 种，宏量矿物质在身体和食品中主要以离子状态存在。

（一）矿物质不足与缺乏的常见原因

1. 饮食摄入不足：如果长期饮食不均衡，缺乏维生素和微量元素，就会导致身体缺乏矿物质。

2. 吸收障碍：一些疾病或肠胃问题会影响矿物质的吸收，比如腹泻、胃酸缺乏、消化性溃疡等。

3. 过度出汗：如果运动量过大，就会导致身体大量出汗，而出汗会流失身体中的一部分矿物质。

4. 年龄因素：随着年龄的增长，人体对矿物质的吸收能力会逐渐下降，导致身体缺乏矿物质。

5. 疾病因素：一些慢性疾病或消耗性疾病会影响矿物质的吸收和利用，比如肝病、肾病、糖尿病、肿瘤等。

6. 营养不良：长期营养不良会导致身体缺乏矿物质。

（二）常见矿物质缺乏的危害

1. 缺钙：儿时会造成骨骼、牙齿发育不正常。成人的骨骼关节病、肌肉抽搐等很多疾病与缺钙有关。

2. 缺磷：会造成骨质疏松、软骨病、食欲不振等。

3. 缺铁：会造成贫血，容易疲劳等。

4. 缺碘：直接影响甲状腺素的分泌等。

5. 缺锌：食欲减退，生长发育迟缓，皮肤粗糙、干裂，味觉失去灵敏度，毛发颜色变淡，指甲上有白斑，创伤愈合较慢等；孕妇缺锌甚至可能出现胎儿畸形。

6. 缺硒：引起克山病的一个重要病因。缺硒会诱发肝坏死及心血管疾病，人轻度或中度缺硒，征兆和症状不明显。摄入过量的硒将引起中毒。

（三）如何补充常见矿物质

1. 钙是人体含量最多的矿物元素，主要存在于骨骼和牙齿中。

钙含量丰富，最理想的食物来源是奶和奶制品，且吸收率较高。小虾皮（图1－67）、紫菜、海带（图1－68）、发菜、芝麻酱含钙量也很高，豆类、坚果类、绿色蔬菜如萝卜叶、菠菜、甘蓝菜、花椰菜也是钙的较好来源，但应注意植物性食

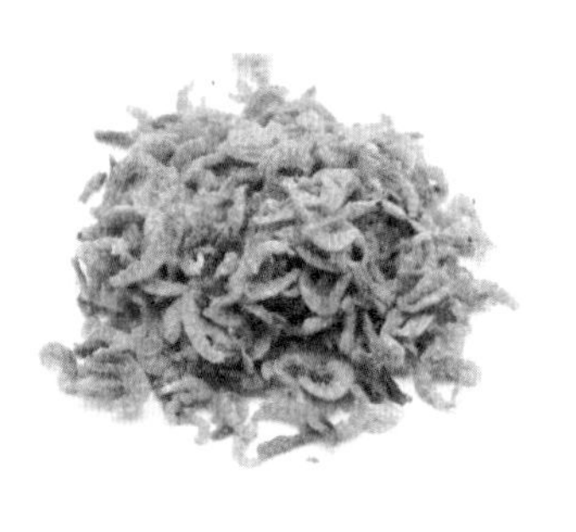

图1－67　小虾皮

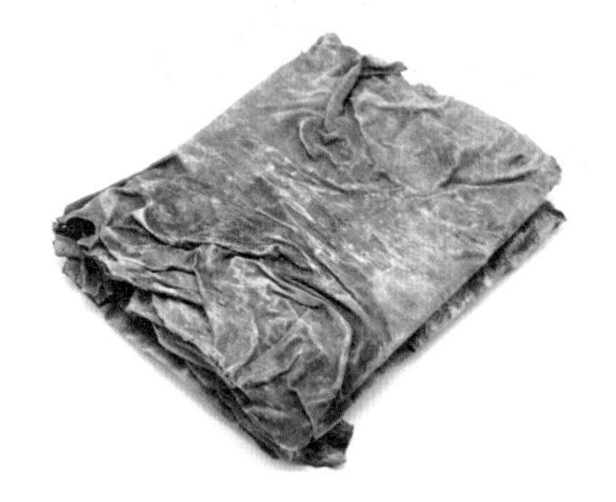

图1－68　海带

物由于含草酸和植酸较高会影响钙的吸收。采用钙补充剂来增加钙摄入量已经很普遍，最常见的补钙形式为碳酸钙，但它相对难溶；虽然相同重量的柠檬酸钙的钙含量不如碳酸钙高，但后者更容易溶解，对于胃酸缺乏或无胃酸的患者将更合适。

2. 磷与钙都是构成骨骼和牙齿的重要成分。

磷在食物中分布广泛，几乎所有的食物都含有磷，一般不会缺乏。一般情况下谷物类与蛋白质的良好来源也是磷的良好来源。如瘦肉、鱼、蛋、干酪、动物肝肾中磷的含量就很高（图 1－69、图 1－70），海带、芝麻酱、花生、黄豆、绿豆、大豆、黑木耳、坚果等食物中含量也很高，但植物性食物中的磷吸收利用率比较低。

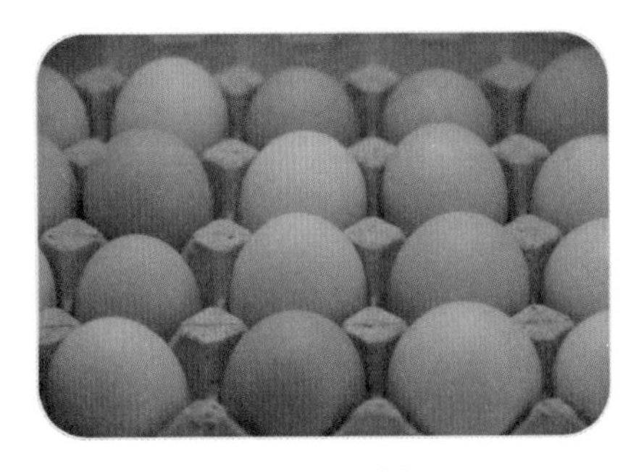

图 1－69　蛋类

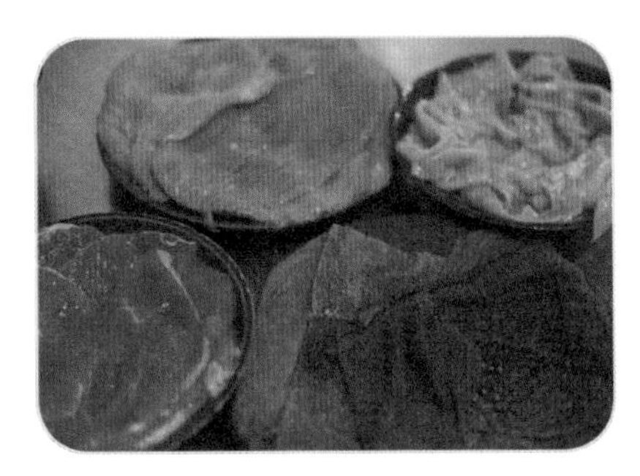

图 1－70　动物内脏

3. 镁一部分存在于骨骼与牙齿中，另一部分存在于软组织和体液中。

绿叶蔬菜均含有丰富的镁。粗粮（图 1－71）、木耳、香菇（图 1－72）、坚果也含有丰富的镁。肉类、奶类、淀粉类食物镁含量一般。

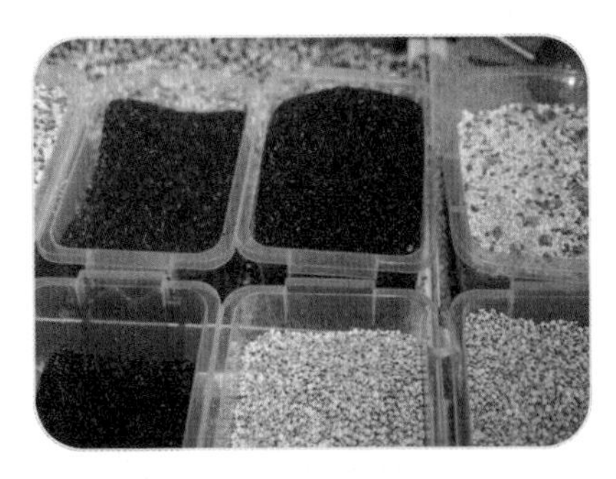

图 1－71　粗粮

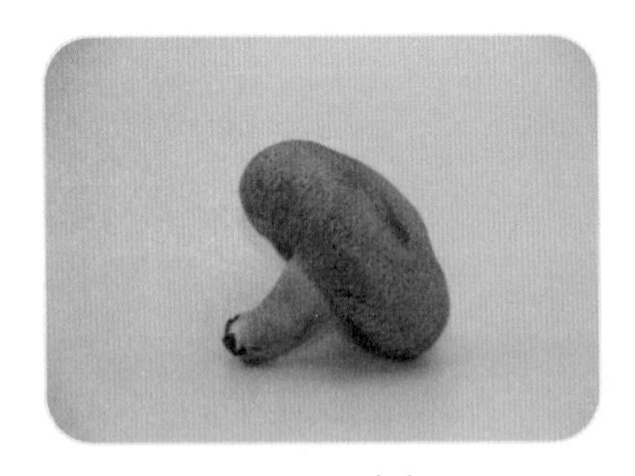

图 1－72　香菇

4. 人体的细胞、皮肤、头发和结缔组织中都含有硫，并通过氨基酸、激素和维生素参与机体代谢。

含硫化物的食物很多，如奶类、蛋类、肉类，坚果类、无花果、菠萝等，蔬菜类含硫较多的有大蒜、大葱、卷心菜等（图1－73、图1－74）。

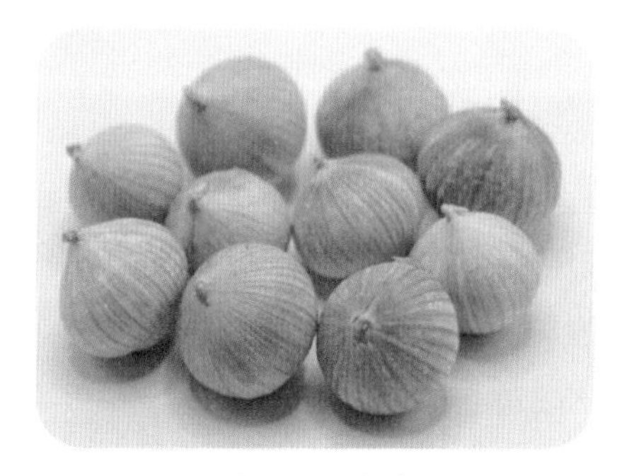

图1－73　大蒜

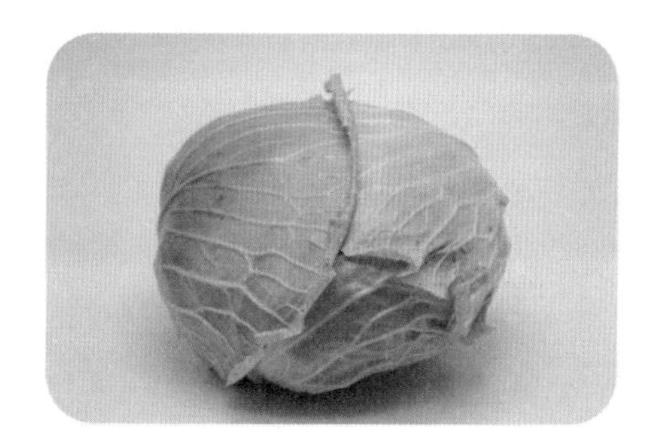

图1－74　卷心菜

5. 铁是人体重要的必需微量元素之一。

动物性食物中含有丰富的铁，且吸收率高。如动物内脏、动物全血、畜禽肉类、鸡蛋、鱼类等都是膳食铁的良好来源（图1－75、图1－76）。

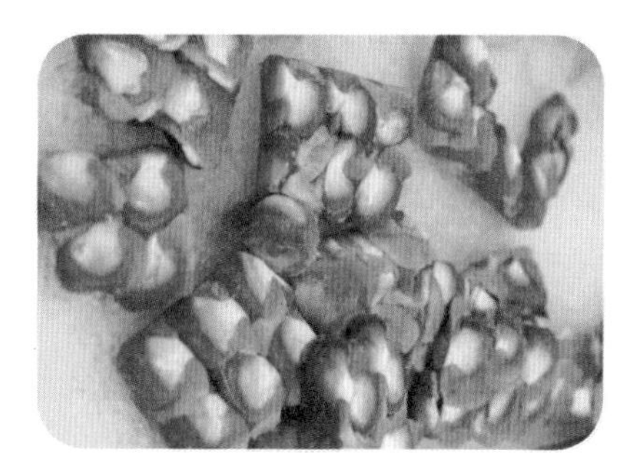

图1－75　动物内脏

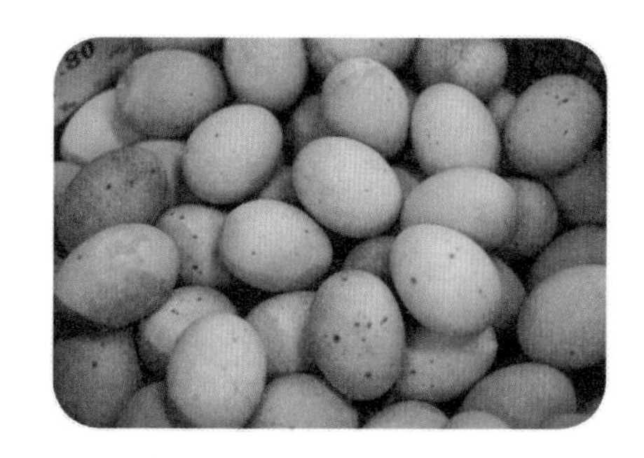

图1－76　蛋类

植物性食物如菠菜、莴笋、韭菜等含铁量尚可但吸收率低，不建议仅以该类食物补铁。

牛奶含铁量低，吸收率也不高。虽然母乳的铁含量非常低，但存在能增强铁吸收的乳铁蛋白，其生物利用率非常高，与牛奶或婴儿配方奶粉相比，婴儿从母乳中摄取的铁更多，因此母乳仍然是铁的良好来源。

6. 人体内锌主要存在于肝、肾、肌肉、视网膜、前列腺中，是仅次于铁的一种微量元素。锌对生长发育、物质代谢、免疫功能和生殖功能等均有重要作用。

锌的来源广泛，但各种食物中锌含量差异较大，吸收利用率也有明显差异。贝壳类海产品（图1－77）、红肉、动物内脏都是锌元素的良好来源，如：山羊肉、猪肝、生蚝、蛏干、鲜扇贝等，蛋类、豆类、谷类胚芽、糙米（图1－78）、小米、燕麦、花生也含锌较多，但植物性食物精加工过程会导致大量的锌丢失，蔬菜水果含锌较少。

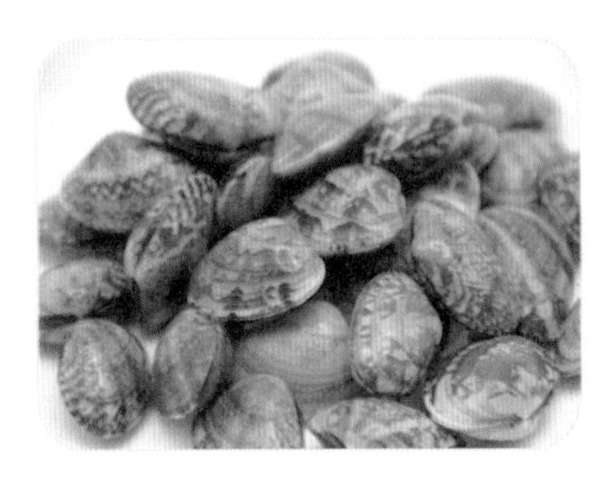
图1-77　贝类

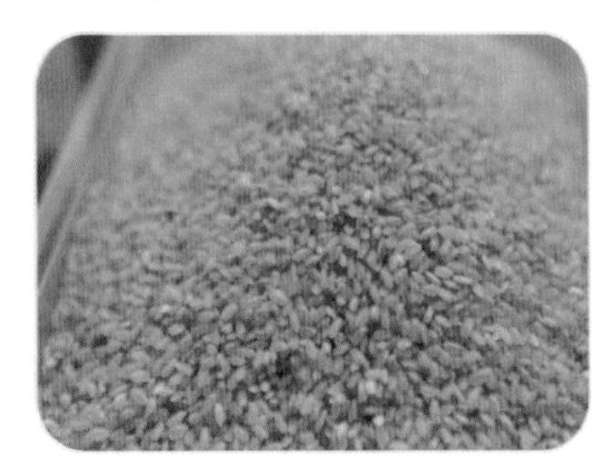
图1-78　糙米

7. 碘在体内主要参与甲状腺的合成，其余分布在骨骼肌、肺、肾、肝、淋巴结、卵巢、睾丸和脑组织中。

海产品的碘含量丰富，是碘的良好来源，如干海藻、海带、紫菜、海水鱼（图1-79）、淡菜、海参（图1-80）等；内陆地区食物碘含量相对较低，陆地食物中以动物性食物中的蛋、奶、全小麦含碘量相对较高；其次为肉类，而淡水鱼虾类含碘量低于肉类。

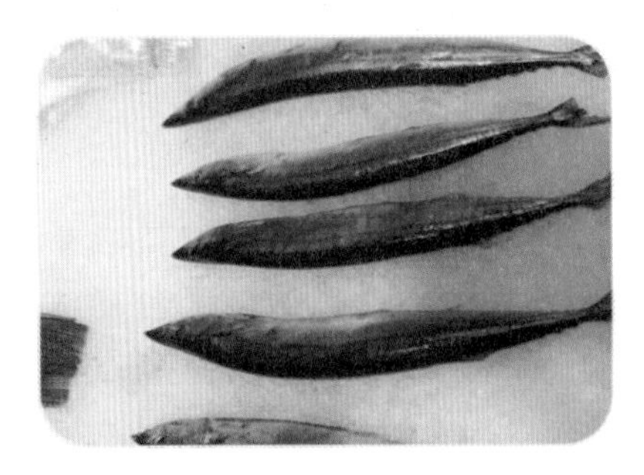
图1-79　海水鱼

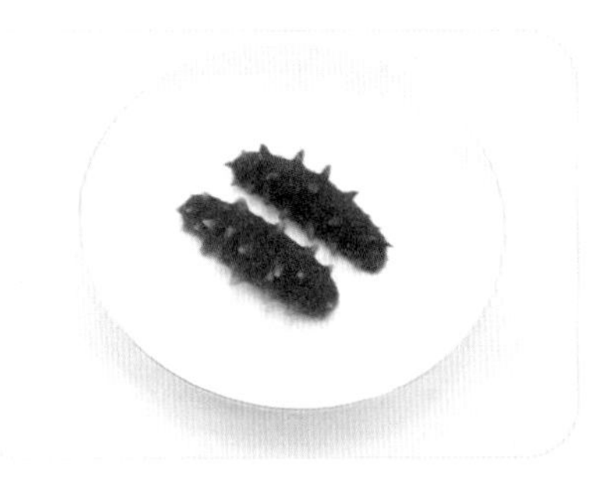
图1-80　海参

8. 硒分布于所有的组织和器官中，其中肝、胰、肾、心、脾、牙釉质和指甲中含量较高，肌肉、骨骼与血液含量稍低，脂肪组织含量最低。

硒的良好来源是海产品与动物的肝、肾及肉类，如龙虾（图1-81）、螃蟹（图1-82）、鱼子酱、海参、牡蛎、蛤蛎和猪肾等。植物性食物中硒含量与当地土壤中硒元素水平有关，因地域不同会有明显差异，如湖北恩施、安徽石台土壤含硒丰富，而黑龙江、吉林、辽宁、四川、重庆等地土壤含硒量就少，因此蔬菜水果硒含量也较少。

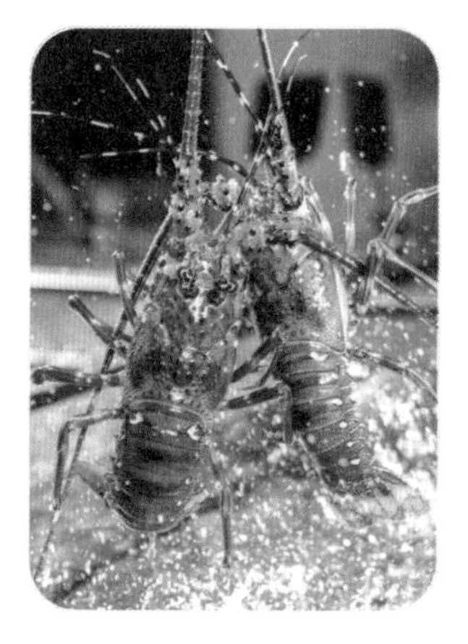

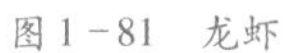
图1-81　龙虾

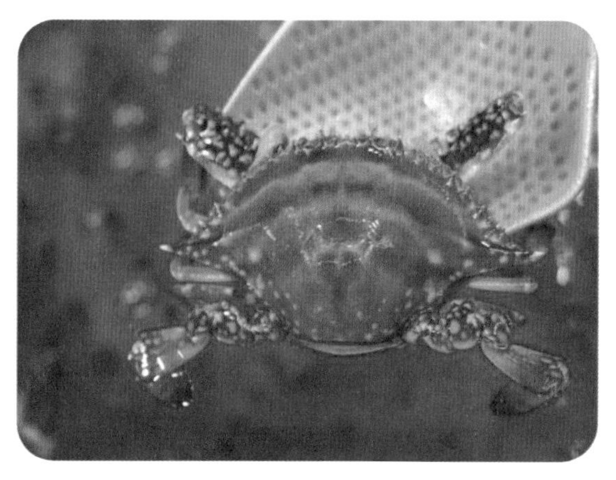

图1-82　螃蟹

9. 铜是人体必需的微量元素。广泛分布在各组织，其中主要分布在肌肉、骨骼、肝脏及血液中。

铜广泛存在于各种食物中，其中牡蛎、贝类海产品（图1-83、图1-84）以及坚果类含铜丰富，是铜的良好食物来源，动物肝脏、肾组织、谷类胚芽部分、豆类等含铜也比较多。植物性食物铜含量与当地土壤环境铜水平有关。蔬菜与奶制品铜含量一般很少。

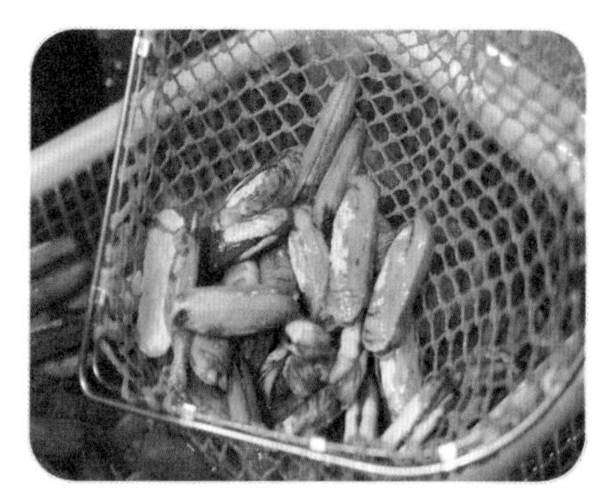

图1-83　蛏子

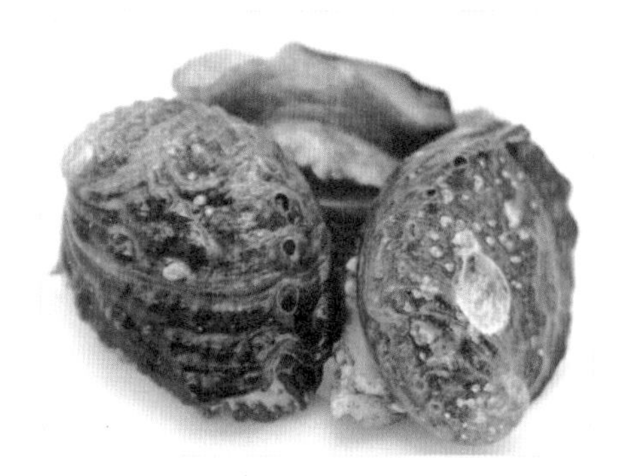

图1-84　鲍鱼

10. 氟大部分存在于骨骼与牙齿中，少量存在于内脏、软组织与体液中，人体氟含量与当地土壤与水源中氟含量有关，一般含氟量多的地方有华北、西北、东北等地，广州、上海、香港等地含氟量比较低，日常可长期使用含氟牙膏。

饮用水中的氟是人体中氟的主要来源，水氟含量与氟中毒病情关系密切，食物中以茶叶（图1－85）、海鱼、海带（图1－86）、紫菜等氟含量较多。茶叶中的氟量也取决于酿造的强度，一杯茶含氟可高达1 mg，常规推荐氟的摄入量成人为1.5 mg/d，可耐受最高摄入量为3.0 mg/d。

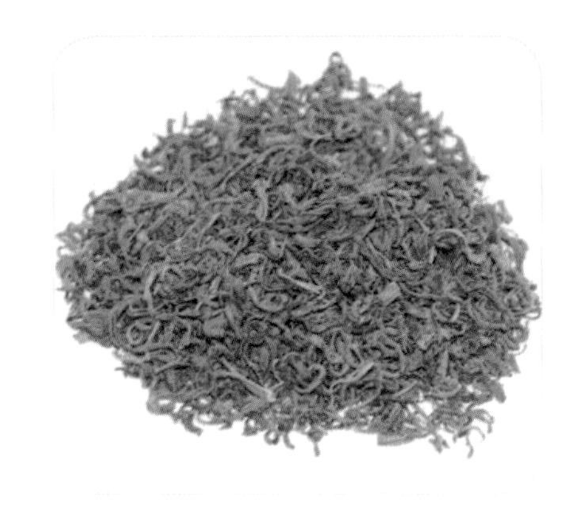
图1－85　茶叶

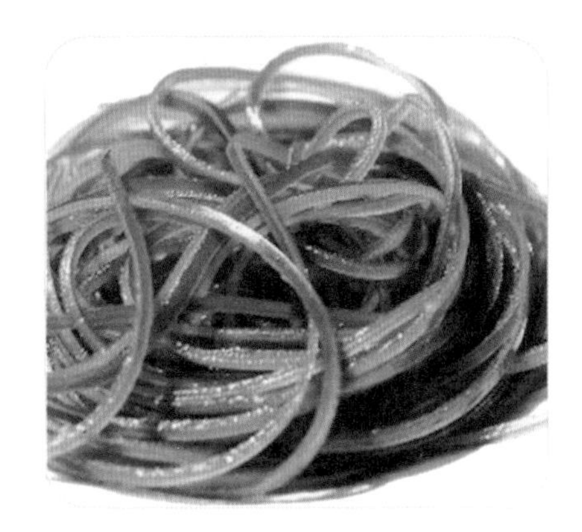
图1－86　海带

11. 钴是人体必需的微量元素，可通过消化道或呼吸道进入机体。

钴主要存在于肝、肾、海产品等动物性食物中。蘑菇中钴含量高，其次甜菜、卷心菜（图1－87）、菠菜、洋葱、番茄（图1－88）、无花果、荞麦和全谷类等钴含量也较高。

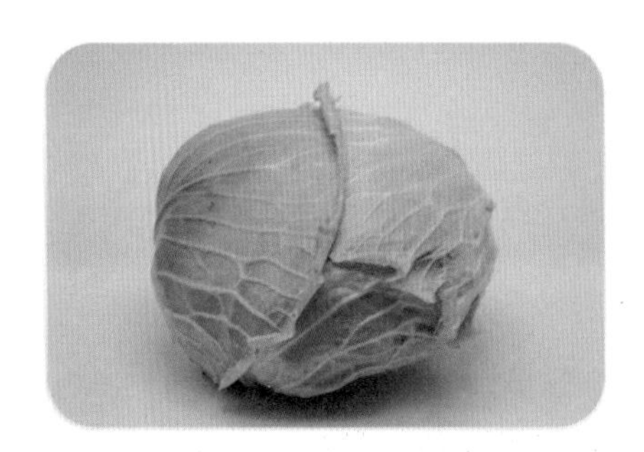
图1－87　卷心菜

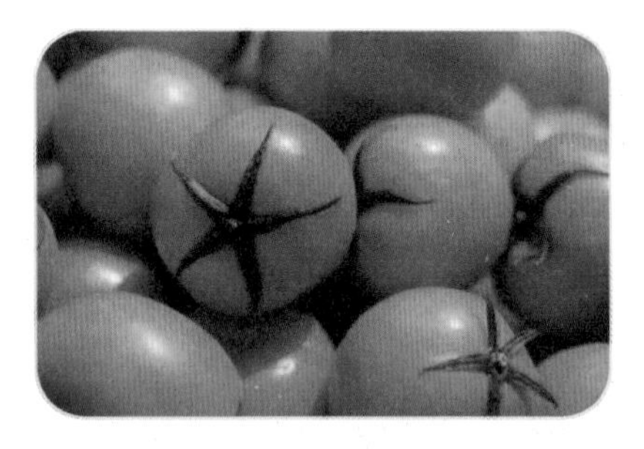
图1－88　番茄

铬主要分布在骨、大脑、皮肤、肌肉和肾上腺组织中。各组织器官中铬浓度均随年龄增高而下降，故老年人常有缺铬现象。

肉类、海产品及全谷类、豆类是膳食铬良好的食物来源，乳类、水果和蔬菜铬含量低。

12. 钼是人体必需的微量元素，主要分布在肝、肾组织，膳食中的钼主要在胃及小肠吸收，经肾和胆汁排泄。

钼广泛存在于各种食物中。动物肝、肾（图1－89、图1－90）含钼丰富。谷类、奶及奶制品、豆类也含有较多的钼。蔬菜、水果和鱼含钼较少。

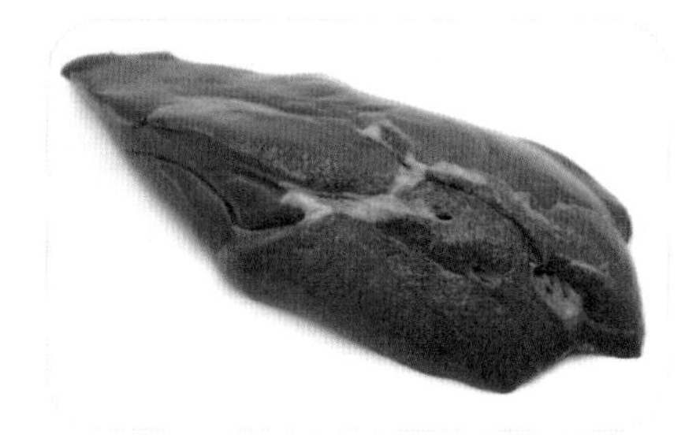
图1－89 猪肝

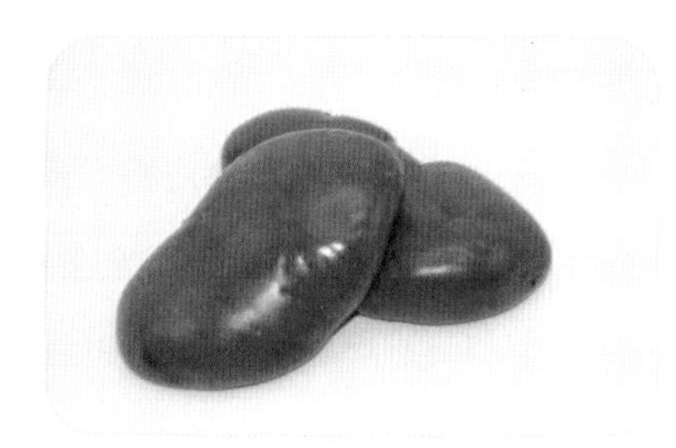
图1－90 猪肾

13. 锰是人体必需微量元素，广泛分布于人体组织中，以肌肉、肝脏、肾脏和大脑分布最多。

茶叶、咖啡（图1－91）、豆类、绿叶菜（图1－92）中含锰较丰富，是膳食锰的良好食物来源。动物性食物如肉、蛋、奶等含锰较少。

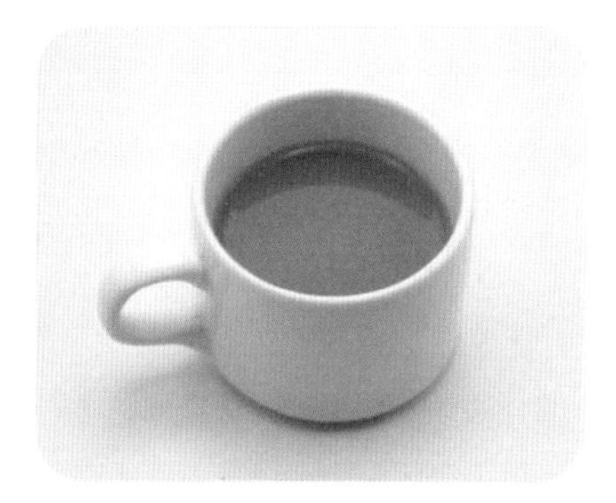
图1－91 咖啡

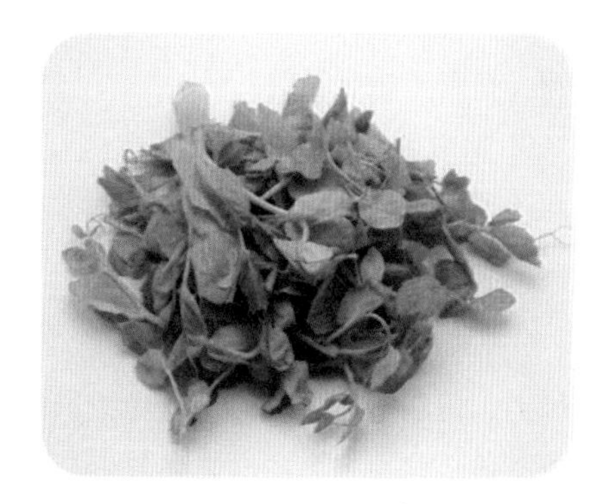
图1－92 绿叶菜

七、认识水

水是维持生命最重要的物质之一，自然界一切生命现象都不能离开水，水对于人体重要性胜过其他营养素。水是人体所有体液的介质，而人体所有细胞的生理变化都需在体液控制的内环境中进行及完成。一般成人体内水分占体重的60%～70%。身体内的液体平衡，能调节体温，将营养素或激素输送到各个细胞，将废物从细胞中带出，以及催化许多生理化学反应，水的存在是维持人类生命的必要条件。

（一）水的作用

1. 构成细胞和体液的重要组成成分：水广泛分布在组织细胞内外，机体细胞生活在体液之中，细胞通过体液与外界进行物质交换，吸收营养物质，排出代谢废物。

2. 参与新陈代谢：水是单糖、氨基酸、脂蛋白、维生素和矿物质等营养素的良好溶剂，可使这些营养物质及激素被顺利输送到机体各组织细胞发挥其复杂的生理功能，并可促进体内代谢产物的排泄。水还是物质进行化学反应的良好媒介，普遍参与体内水解、氧化、还原及水合等多种生化反应过程，如参与蔗糖分解成葡萄糖和果糖等。

3. 调节身体体温：调节体温是水最重要的功能之一。体内的水分在体温的调节方面扮演着一个很重要的角色。水可使体温不因机体内外环境的温度改变而有明显变化，并使物质代谢产生的热能在体内得以迅速均匀地分布。

4. 润滑作用：机体一些腔隙内的液体（如唾液、泪液、关节液、脑脊液、腹膜腔液体）都含有大量水分。这些水具有良好的润滑作用，可以减少器官之间的摩擦，有利于机体活动。

5. 调节酸碱平衡：水作为体内一系列酸碱平衡缓冲物质，在体内的酸碱平衡调节中发挥重要作用，另外机体通过肾脏、肺脏和皮肤等对水排出的调节，也是保证体内酸碱平衡的重要措施。

6. 缓冲和保护作用：人体内的液体，除了脑脊液，润滑眼睛和关节的液体，呼吸道、胃肠道和生殖泌尿道等组织表面的小部分液体外，都可以透过细胞半透膜自由交换。在血管内和细胞间液水分的体积，比细胞内区域稳定很多，就像有一个储存或缓冲区，用来维持血液体积的恒定。

（二）饮水过多的危害

1. 饮水过多可以导致胃酸稀释，可能影响消化功能。

2. 饮水过多可能引起胃肠不适。

3. 饮水过多会引起血容量短时间内增多，从而增加心脏、肺以及肾脏的负担。在消化和吸收水的过程中，胃肠道的负担也会加重。

4. 水经过人体的消化吸收形成尿液排出体外，因此饮水过多会导致排尿次数增多，夜间排尿次数增多会影响睡眠。

5. 短时间内大量饮水有可能引起水中毒，主要症状包括头晕、眼花、全身肌肉疼痛，严重的还有可能导致肌肉痉挛昏迷，甚至危及生命。

6. 饮水过多有可能造成人体内的血液被稀释，并且有大量的电解质随尿液排出人体，可能引起电解质紊乱。

7. 饮水过多又不能够及时排出体外，有可能引起水肿。

（三）如何正确饮水

1. 足量饮水，少量多次。在温和气候条件下，低身体活动水平成年男性每天喝水不少于 1700 mL，成年女性每天喝水不少于 1500 mL。

2. 推荐喝白开水或茶水，少喝或不喝含糖饮料，不用饮料代替白开水。

3. 喝水可以在一天内的任意时间，每次 1 杯，每杯约 200 mL。

4. 可早、晚各饮 1 杯水，其他时间每 1～2 小时喝一杯水。

5. 不喝过烫或过冷的水，饮水的适宜温度在 40 ℃左右。

第　二　章

常见营养误区问答

第一节　牛奶及奶制品常见营养误区

一、低脂牛奶比全脂牛奶好吗？

不一定！

1～2 岁的宝宝不适合低脂牛奶，这个年龄段的宝宝需要较多的脂肪和能量来维持生长，脱脂的过程会大大降低牛奶中脂溶性维生素 A 和脂溶性维生素 D 的含量。2 岁以后可以和家里其他成员喝一样的牛奶，低脂或全脂都可以。

二、有机牛奶一定比普通牛奶好吗？

差别不大！

有机奶源确实不错，其优势是不含抗生素、饲养中不使用激素等成分，但正规渠道购买的非有机奶源也是安全的。从营养价值角度看，两者几乎没有差别，如果不从经济角度考虑可以选择有机牛奶。

三、进口牛奶一定比国产牛奶好吗？

不是！

我国生鲜乳质量已经达到甚至超过奶业发达国家水平，有些指标更是优于进口牛奶，进口牛奶中糠氨酸含量明显偏高，而活性蛋白成分却低于国产奶。建议消费者在超市和正规电商平台购买，要注意不要购买不知出处、未经检测的生牛奶。

四、鲜牛奶（巴氏奶）比纯牛奶营养价值高吗？

不是！

牛奶的营养价值主要体现在钙和蛋白质的含量，这两种营养元素在冰鲜奶和常温奶里都差不多。冰鲜奶和常温奶都是纯牛奶，只是消毒灭菌方式不一样。鲜牛奶是通过巴氏消毒法，即将牛奶加热到75 ℃～85 ℃，保持15～20 秒。纯牛奶是通过超高温消毒，即将牛奶加热到137 ℃～145 ℃，保持4～15 秒。只不过常温牛奶相比鲜牛奶保存期限更久，也不需要冷藏。

五、A2 奶粉比 A1 普通奶粉好吗？

不是的！

没有证据表示A1（A1β－酪蛋白）奶粉不适合宝宝喝，在给宝宝适度喝奶的情况下大可不必担心普通奶粉中的A1β－酪蛋白会带来什么副作用，宝宝若喝A1奶粉有肠胃道不适，在尝试A2（A2β－酪蛋白）奶粉后不适症状确实有改善，那A2奶粉就是比较好的选择。

如果宝宝对普通奶粉并没有什么不适，那就没必要花大价钱买进口的A2奶粉，如果宝宝吃了A2奶粉出现腹胀、腹泻或易哭闹等症状，可能与A2奶粉中的乳糖成分有关，这种情况A2奶粉并不适合宝宝。

六、酸奶含益生菌，比纯牛奶好吗？

需看成分表决定！

酸奶中的活性乳酸菌具有调节肠道微生物菌群、促进肠道营养吸收的作用，对人体有益，但美味的酸奶中一般含糖比较多，可以选择原味酸奶，若觉得酸可以添加一些新鲜的水果或坚果。纯牛奶和酸奶建议搭配给孩子喝，在购买酸奶的时候，读懂标签，选择含糖量少或不含糖的。

七、配方奶粉营养价值比纯牛奶高，需要一直喝下去吗？

分年龄阶段！

从营养价值上看，婴幼儿配方奶粉由于经过了一定的配方设计，调整了食物成分以及进行了营养素和有益成分（如 DHA、维生素 D、益生元等）的强化，在婴幼儿的喂养中，虽不及母乳完美，但比普通牛奶更具有营养优势；从供应钙元素的角度上看，两者差异不大。1 岁以后就可以开始喝牛奶；1～2 岁处于过渡期，建议继续以母乳或婴幼儿配方奶喂养，可以逐渐添加全脂牛奶或者原味酸奶给宝宝尝试，慢慢过渡；2 岁以上的宝宝：配方奶不是必需品，应该培养孩子健康的饮食习惯，鼓励孩子多喝纯牛奶（全脂或低脂均可）和没有添加糖的酸奶。

八、儿童和青少年可以长时间喝植物奶吗？

不建议！原因见表 2－1。

表 2－1　常见植物奶的优点与缺点

植物奶种类	优　点	缺　点
豆奶	蛋白质含量较高，碳水化合物和脂肪含量低，含有维生素 A、维生素 B_{12}、钾等营养素	可能导致过敏
杏仁奶	低热量、脂肪含量低，含有维生素 E	蛋白质含量低，含有的植酸可能会影响金属离子的吸收，可能导致过敏
大米奶	脂肪含量低，一般不会导致过敏	蛋白质含量低，碳水化合物含量高，升糖指数高，其他营养素含量低
椰奶	低热量，碳水化合物含量低，一般不会导致过敏	无蛋白质，饱和脂肪含量高

植物奶里蛋白质、钙含量低，不能满足儿童及青少年的生长发育。建议每天喝奶制品，以动物奶为主。

九、冰酸奶、鲜牛奶（巴氏奶）要在室温下放置后才能给孩子喝吗？

没必要，主要看孩子喜好！

冰酸奶、鲜牛奶从冰箱里拿出来之后，从营养和健康角度并不需要加温之后再喝。只要孩子不抗拒食物的温度即可，如果孩子不喜欢吃冰凉的东西，那自然也可以复温一下再喝。

酸奶和鲜牛奶放置在室温下最多不能超过 2 小时；如果室温超过 32 ℃，最多不能超过1小时。放在室温下时间越久，细菌滋生越多，从而带来食品安全隐患。

十、乳糖不耐受的幼儿还可以喝牛奶吗?

可以!

当人体乳糖酶生成不足或酶活性减弱，则无法充分消化牛奶中的乳糖，未消化的乳糖进入大肠之后经细菌分解成酸类和气体，则出现腹泻腹胀等表现。乳糖不耐受不代表没有乳糖酶，只是酶的量不足或活性不够，所以乳糖不耐受的幼儿也可以喝牛奶。

对乳糖不耐受幼儿，建议牛奶要少量多次喝，也可选择舒化奶、零乳糖奶或酸奶等替代。

十一、牛奶能和水果同吃吗?

不一定!

牛奶中富含丰富的酪蛋白，这种蛋白质在遇酸的情况下会结成块状物质，影响人体的吸收，容易发生腹泻或者消化不良，所以牛奶尽量不和富含果酸的水果一起吃，比如橙子、橘子、酸石榴、李子、猕猴桃、杨梅、葡萄、樱桃等。但也不必过度担心，因为只有在大量摄入富含果酸的水果后才会出现腹泻等不适。

建议：牛奶和香蕉是黄金搭档，可以把牛奶和香蕉配在一起，做成奶昔（图2-1）；如果是含果酸丰富的水果可以榨成果汁和牛奶混合在一起喝。

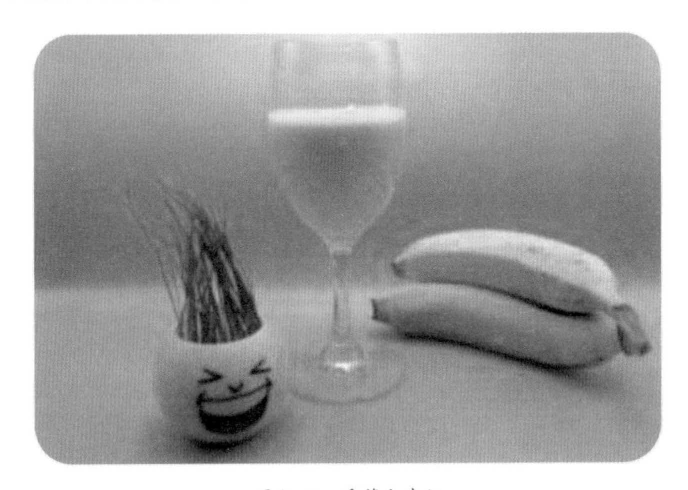

图2-1 香蕉和牛奶

十二、饭后喝酸奶真的能消食吗?

不能!

饭后喝酸奶不仅不能消食，还会增加热量。很多人以为饭后喝酸奶或乳酸菌饮料能消食健胃，但事实上，吃饱之后再喝，助消化作用不大。而且，酸奶因含有蛋白质等成分，同样需要在胃中进行初步消化，不仅会增加胃肠负担，还会增加额外热量。

建议：可以把酸奶当作正餐的一部分，或者两餐之间的加餐，而不是吃饱了还要再来一杯。

第二节 肿瘤常见营养误区

一、癌细胞可以被饿死，肿瘤患者进食要少吗?

错误!

很多肿瘤患者担心吃的食物营养太丰富会促进肿瘤细胞生长，以为可以通过控制饮食饿死癌细胞，这是错误的，少吃或者不吃只会造成营养不良。

建议：肿瘤患者要摄取足够的热量及蛋白质，观察自身体重变化，维持体重在健康范围。

二、肿瘤患者营养充足肿瘤会长得更快吗?

不会!

肿瘤患者常常担心自身的营养状况会影响肿瘤的生长速度，然而，这种观念实际上缺乏科学依据。相反，良好的营养状况可以促进免疫细胞的功能，增强机体对抗肿瘤的能力。

三、癌细胞喜欢“糖”(碳水化合物)，那就尽可能不吃主食，只吃蛋白质?

肿瘤患者营养代谢紊乱，主要表现为癌细胞摄取葡萄糖的能力增强，从而加快生长。

建议：碳水化合物是人体供能的主要来源，可以适当减少摄入碳水化合物的量，增加蛋白质的比例，限制精制糖，包括白糖、红糖、饮料内添加的糖或糕点等，均衡膳食、均衡营养才是最科学的。

四、摄入过多的糖会增加患癌风险吗？

会！

过多的糖类摄入会引起机体的炎症反应，而慢性炎症与癌症的发生密切相关。过多糖类的摄入还会导致机体发生氧化应激，它会损害细胞内的DNA、蛋白质和脂质等重要分子，增加癌症的患病风险。糖类本身并不会导致癌症，但过多摄入糖类可能通过多种机制对人体健康产生不利影响，包括促进肥胖、增加糖尿病和心血管疾病的风险，以及直接和间接地促进癌症的发生。

因此，控制糖类的摄入量对于维护健康非常重要，特别是对于那些已有肥胖、糖尿病和心血管疾病等风险因素的人群。

五、鸡肉、牛羊肉、海鲜、魔芋是“发物”，不能吃，会使肿瘤复发？

没有证据证实“发物”对癌细胞的影响。肿瘤患者不敢吃，会造成热量、优质蛋白质的摄入不足，造成营养不良，危害会更大。

建议：只要患者对食物不过敏或者能耐受都可以吃，魔芋富含膳食纤维，鸡肉富含优质蛋白质，它们都是好东西。

六、隔夜饭菜真的会致癌吗？

不一定致癌，但仍要少吃！

饭菜无论是否做熟，蔬菜的亚硝酸盐在储存过程中都有可能增加，但正常情况下，蔬菜中的这些硝酸盐和亚硝酸盐的含量与危害人体的剂量还是有相当大的差距，致癌也尚无证据说明，因此不用过于担心。然而，隔夜饭菜易滋生细菌，最好还是不要常吃。

七、肿瘤患者多吃冬虫夏草、人参、灵芝好吗？

不一定！

冬虫夏草作为一种珍贵的中草药，在亚洲被誉为天然的“仙丹”。人们相信它能够增强免疫力，提高抵抗力。

肿瘤患者对冬虫夏草功效的过度追求是不明智的。尽管冬虫夏草富含蛋白质、氨基酸和多糖等营养成分，但它并不能治愈癌症，也无法替代正规治疗。此外，冬虫夏草高昂的价格和潜在的副作用，例如过敏反应，都需要引起患者的警觉。

虽然人参和灵芝含有一些活性成分，但其对肿瘤的治疗和预防效果尚不确定。此外，人参和灵芝的价格高昂，并且对个体的反应存在差异，无法保证对每个肿瘤患者都有效。

八、肿瘤患者多吃碱性食物才能调整体质，治疗肿瘤对吗？

不对！

食物的酸碱性与食物的味道无关，不是味道酸的食物，它就是酸性食物；酸碱性的测量方法是将食物燃烧成灰后溶于水，再用 pH 试纸来进行测量，当 pH 值<7 时呈酸性，pH 值>7 时呈碱性，pH 值=7 时呈中性；食用酸碱性食物不会影响身体的酸碱性，体内的酸碱度主要是依赖血液、肺及肾脏调节来恒定。当食物进入胃内，通过胃酸变成酸性，进入到肠内，肠液就使其变成碱性。所以进食酸碱性食物不会治疗肿瘤，均衡营养才是关键。

九、肿瘤患者可以适当食用加工肉吗？

尽量不要！

加工肉是通过盐渍、风干、烟熏等处理制成的肉制品，如热狗、午餐肉和腊肠等，加工肉被认为是致癌物，故不建议食用，如果确实想食用，一定要控制量和次数，每次不能超过 50 g，食用次数越少越好。

十、肿瘤患者有忌口吗？

肿瘤患者一般不需要忌口，只要选择新鲜食材，注意食品卫生，烹调合理，就可食用，但需忌烟、酒、霉变食物、烧烤、腌制、煎炸食物。

另外，乳腺癌患者应忌口含性激素的食物，如蜂王浆、燕窝、雪蛤、紫河车（胎盘）等；服用靶向药物时应忌口西柚类水果，因为西柚类水果中含有呋喃香豆素，这种物质会影响肝脏对靶向药物的代谢。

十一、常喝酒容易患肝癌？

喝酒会增加患肝癌风险！

“酒伤肝”的观念已深入民心，酒的主要成分乙醇（酒精）进入人体后只有10%自胃肠排出，90%则需通过肝脏代谢，而代谢所产生的中间产物乙醛对肝细胞有直接的毒害作用，乙醛可使肝细胞反复发生脂肪变性、坏死和再生，而导致酒精性肝病，包括酒精性脂肪肝、酒精性肝炎、肝纤维化和肝硬化，进而有发展成肝癌的风险。

十二、因豆制品含雌激素高，乳腺癌患者不能吃吗？

可以吃！

大豆中含有大豆异黄酮，也就是植物性雌激素，很多乳腺肿瘤患者觉得吃了含激素的豆类，会加速肿瘤生长；其实，大豆中含的大豆异黄酮是天然的抗氧化物，豆类食物富含优质蛋白质、大豆卵磷脂和膳食纤维，所以食用豆制品对乳腺癌患者是安全的。

十三、乳腺癌患者能口服蜂王浆吗？

尽量不吃！

乳腺癌患者化疗后，尤其是进行内分泌治疗时会出现潮热盗汗、皮肤干燥、情绪波动等不适症状，很多患者认为是体弱所致，于是大量服用蜂王浆等抗衰老保健品。殊不知，蜂王浆里含大量雌激素，乳腺肿瘤、妇科肿瘤是激素相关性肿瘤，额外增加雌激素会加速肿瘤生长、转移。因此，不能盲目进食蜂王浆等保健品。

十四、甲状腺癌患者能吃碘盐吗？

要科学地吃！

目前并没有直接证据证明碘过量可导致甲状腺癌，我们提倡一个平衡的饮食，不要过量地补碘，也不要让碘缺乏。碘缺乏会引起很多疾病，其中包括甲状腺癌，有两种类型甲状腺癌（滤泡癌和未分化癌）的发生也是和低碘有关系的，患有甲状腺疾病特别是甲状腺癌行手术治疗后，应十分注意饮食中碘的摄取，倾向使用无碘盐。

鉴于目前大多甲状腺癌患者都处于富碘的地区，因此建议甲状腺癌患者术后适当低碘饮食，但对于处于低碘地区的患者，则无需常规食用无碘盐。

十五、肝癌患者需要多补充高蛋白食物吗？

不需要！

肝癌患者肿瘤生长迅速，如果肝脏功能下降，可能会出现白蛋白降低，进而出现下肢水肿、腹水等，此时再摄入大量高蛋白食物，非但不会改善低蛋白血症，还会加速病情进展，甚至出现肝昏迷。这是因为过量氨基酸通过肝脏转化后再从肾脏排出，高蛋白会加重肝脏负担，不利于病情恢复。

因此，肝癌患者需进食少量优质动物蛋白，或是通过药物来改善肝功能，增加白蛋白合成。

十六、消化道肿瘤患者能吃山楂吗？

能，但要适量！

有的消化道肿瘤患者会出现消化不良、食欲不振等症状，进而大量食用山楂“开胃”。事实上，进食山楂会促使胃酸分泌，增加肿瘤破溃引起消化道出血的机会。消化道肿瘤患者可以适量食用山楂，如将山楂、大米一起煮粥食用。

十七、吃泥鳅可升高白细胞吗？

没有科学依据！

目前的研究表示，没有哪种单纯的食物具有升高白细胞的功能，中医的食补只能起到辅助作用，升高白细胞还是要结合临床治疗。通常来说，一个阶段的放化疗结束后，白细胞可逐步恢复正常。

泥鳅中含有丰富的蛋白质，但是在补充蛋白质的功能上，其与牛肉、鱼肉等瘦肉类并无太大差别。

十八、常喝五行蔬菜汤防癌又治癌？

不是！

五行蔬菜汤基本没有药用价值，只能算是普通养生汤水，说它能治癌是没有科学依据的。

目前已研究出香菇、番茄、核桃等食物含有抗癌元素，但并不意味着经常吃这些食物就可以防癌治癌。

建议科学饮食、均衡膳食。

十九、是否存在超级抗癌食物?

否!

在治疗期间，许多患者希望通过饮食控制肿瘤的生长。因此，他们可能会追寻所谓的“超级抗癌食物”，诸如蓝莓、大蒜和绿茶等。然而，目前的证据并未证明某种单一食物能够治愈或预防癌症。

虽然某些食物可能富含天然抗癌成分，如植物化学物，但这并不意味着它们能够单独发挥超强作用。癌症是一个复杂的疾病，涉及基因、环境和生活方式等多种因素，没有一种食物能够独自对抗这一复杂的过程。

因此，只有科学膳食、营养均衡，增强抵抗力才是科学的。

二十、肿瘤患者有必要口服膳食补剂吗?

没必要!

不推荐盲目补充各类膳食补剂。机体营养应从每天膳食中获取而非膳食补剂，如果仍对营养状况有所担心，可到医院营养科进行咨询，若肠内营养无法达标或存在禁忌，医生会采取肠外营养的方式来进行营养支持。

二十一、肿瘤患者可自行服用保健品、偏方吗?

不可以!

部分患者对偏方、土方、保健品等深信不疑，但其成分复杂且不明确，疗效不确定，有些还含有激素，甚至可能影响治疗药物发挥正常作用，得不偿失。患者需要在正规医院医生的指导下才可使用此类保健品，切忌盲目自行使用。

二十二、肿瘤患者吃不下东西时仅输营养液就可以吗?

这是错误的想法!

人类经口进食，食物进入胃肠道消化、吸收是自然的状态，如果长时间不进食，胃肠功能会减弱，肠黏膜就会萎缩，引起肠道菌群失调，进而引起肠道屏障功能的破坏，在影响胃肠道功能的同时也容易发生感染。

只要患者的肠道还有功能，我们就要去使用它，应积极给予个性化肠内营养支持疗法，通过天然食物、肠内营养制剂、肠道微生态制剂来补充人体需要。若出现吞咽障碍等，应该建立有效的营养支持通道，给予肠内营养支持疗法，例如安置胃管、空肠营养管，行胃造瘘、空肠造瘘等。

第三节　孕产妇常见营养误区

一、孕期补钙补早了会导致胎盘钙化吗？

不会！

胎盘钙化是判断胎盘成熟度的指标之一，与补钙并无直接关系。孕期补钙对孕妇自身和胎儿的生长发育都大有益处。

二、孕期便秘是补钙惹的祸？

不是！

女性怀孕后，在内分泌激素变化的影响下，胎盘分泌大量的孕激素，使胃酸分泌减少，胃肠道的肌肉张力下降、肌肉的蠕动能力减弱，食物在肠道停留时间延长，食物残渣中的水分又被肠壁细胞重新吸收，致使粪便变得又干又硬，难以排出体外。

怀孕之后，孕妇的身体活动比孕前减少，致使肠道肌肉不容易推动粪便向外运行，增大的子宫又对直肠形成压迫，所以粪便难以排出。

三、孕期补钙剂量越多越好吗？

不是！

对于普通孕妇，每天钙的推荐摄入量为：孕早期（妊娠未达 14 周）800 mg，孕中晚期（第 14 周后）及哺乳期 1000 mg，以满足孕期、哺乳期钙的需要。应首选含钙丰富的食物，当饮食中钙摄入不足时，可给予钙剂补充。

对于特殊孕妇（如不饮奶的孕妇、低钙摄入的地区），推荐孕期每天补充钙剂 1000～1500 mg，直至分娩。

妊娠期高血压疾病高危风险孕妇，推荐从孕中期开始每天补充钙剂 1000～1500 mg，直至分娩。

双胎妊娠时胎儿对钙的需求量增加，并且增加了子痫前期的基线风险，对于所有双胎妊娠的孕妇，推荐孕期每天应补充钙剂 1000～1500 mg。

四、补钙会导致胎儿头太硬，不好生吗?

不会!

钙不会直接在胎儿头骨沉积，也不会造成头骨变硬，其实只要胎儿发育成熟，头骨都是硬的。胎儿头骨并不是一块完整的骨头，骨与骨之间存在一定的缝隙，为了顺利娩出胎儿，在产程进展的过程中，通过产道挤压，骨缝能够重合，达到娩出胎儿的目的。

五、妊娠期一定要补充 DHA 吗?

建议补!

二十二碳六烯酸（docosahexoenoic acid，DHA）是脂肪酸家族一员，属 ω-3 长链多不饱和脂肪酸，在大脑和视网膜的细胞膜中含量丰富，对宝宝的大脑神经、视力发育至关重要，国际围产医学会专家委员会建议孕妇和乳母每天摄入 DHA 不少于 200 mg。

富含 DHA 的食物有：海鲜、藻类、蛋黄及鱼类，尤其是深海鱼，如三文鱼、金枪鱼、海鳗、沙丁鱼、带鱼、黄花鱼等。

六、螃蟹属“性寒”食物，孕妇吃了有流产风险?

无科学依据!

螃蟹是高蛋白食物，蒸煮熟应尽快食用，长时间放置会导致污染变质产生毒素，造成食物中毒现象；不吃死蟹，螃蟹在濒临死亡时，体内会分泌一种有毒物质组胺，死亡时间越长有毒物质也会累积越多，避免食用螃蟹的鳃、胃等内脏。

七、螃蟹营养价值高，孕妈妈可以多吃吗?

不可以!

虽然螃蟹味道鲜美，富含蛋白质、微量元素等，但过多食用会增加胃肠道负担，出现腹痛等不适，所以孕妈妈们吃螃蟹，最多就是吃一点尝尝鲜，不能多食。

螃蟹蛋白质含量高、胆固醇含量也高，所以对于患有妊娠期高血压的孕妈妈，还是不吃为好。

螃蟹和柿子不能同时吃，同样寒凉的水果（如西瓜、甜瓜、梨、香蕉、桑葚、柿子、火龙果等）也不建议和螃蟹一起吃，否则可能伤脾胃。如果是温性食物（如葡萄、苹果、桃、杏、菠萝、甘蔗、乌梅等）是可以和螃蟹一起吃的。

八、哺乳期妈妈可以喝浓茶、喝咖啡吗?

少量喝!

咖啡、茶(红茶、白茶、绿茶）等饮品中含有一种药理活性物质叫咖啡因，该物质是一种中枢神经系统兴奋剂，能暂时的驱走睡意、恢复精力。哺乳期妈妈摄入浓茶、咖啡 15 分钟后就能在母乳中检测到咖啡因，不过宝宝摄入咖啡因的量只有喝进去的 1% ～1. 5% 左右。如果摄入适量含咖啡因(既每天不超过 300 mg）的饮品，对母乳喂养的宝宝来说是安全的。但如果摄入含咖啡因的饮品过量可能会导致母乳喂养的宝宝易怒、烦躁或无法入睡，这是因为咖啡因刺激了中枢神经系统，使宝宝情绪不安。因此，哺乳期注意减少摄入含咖啡因的饮品是至关重要的。

九、乳腺不储存酒精，哺乳期妈妈可以喝一点白酒、红酒吗?

不能!

虽然乳腺不储存酒精，但乳汁中的酒精含量与母亲血液酒精含量息息相关，酒精可以通过母亲的乳汁进入宝宝体内，从而影响宝宝的生长发育。母亲饮酒后 3～4 小时，其泌乳量可减少约 20% ，还改变乳汁的气味，进而减少婴儿对乳汁的摄取。

如果哺乳期妈妈实在想喝酒，可以偶尔喝一杯，不过要注意采取一些预防措施，比如喝一杯（约 10 mL）后等 2 小时再给孩子喂奶。

十、多喝汤会增加奶量吗?

有一定关系!

乳母每天摄入的水量与乳汁分泌量密切相关，因此，宜多喝汤水。但汤水的营养密度不高，过量喝汤会影响其他食物如主食和肉类的摄取。

餐前不宜喝太多汤，喝汤的同时要吃肉，不宜喝多油浓汤，太浓、太油的汤不仅会影响产妇的食欲，还会引起婴儿脂肪消化不良性腹泻。所以煲汤的材料宜选择一些脂肪含量较低的肉类，如鱼类、瘦肉、去皮的禽类、瘦排骨等，也可以喝蛋花汤、豆腐汤、素菜汤等。

最好的刺激乳汁分泌方法是让婴儿在母亲乳房上频繁吸吮，如果只是母亲喝汤而没有让婴儿频繁吸吮刺激乳房，那母亲的乳汁还是不会大量增加的。

十一、木瓜有通乳的效果，产妇吃了产奶量就会增加吗?

不一定!

木瓜具有健脾消食、通乳的功效。有研究表明，产后气血虚弱，乳汁量少，在乳腺管通畅的情况下食用木瓜鲫鱼汤，可促进产妇分泌更多乳汁。但是如果产后发生乳腺炎，乳汁分泌不畅，过多食用产乳的食物，反而会加重病情。

十二、月经恢复后母乳就没有营养了吗?

不是!

一些观点认为，来月经后奶水就没营养了，这是没有科学依据的。

月经是女性的正常生理现象，部分妈妈在喂奶期间来月经，说明子宫已经逐渐恢复正常，也有部分妈妈在喂奶期间不来月经，这些情况都是正常的。来月经一般不会影响哺乳，也不会影响乳汁质量，可以正常哺乳。

月经期间哺乳应多注意喝温热水；适当进食有营养的食物如肉、蛋、奶等；最好不要进行剧烈运动；不要吃生冷食物等；多休息，避免熬夜、劳累等。

十三、初乳黄黄的，是在乳房里储存时间太久，不能喂吗?

错误!

初乳颜色为黄色，与β-胡萝卜素的浓度高有关，因为β-胡萝卜素是黄色的。初乳是妈妈分娩后7天内分泌的乳汁，这可是宝宝出生后的“第一份礼物”，弥足珍贵，一定要保证宝宝的第一口食物是妈妈的初乳。初乳的蛋白质含量达20～30 g/L，是成熟乳的2～3倍，其中90%的蛋白质为α-乳清蛋白，还含有免疫球蛋白和细胞因子、矿物质、维生素等，对婴儿的免疫系统、肠道成熟和消化吸收都有帮助。

初乳是很好的食物，一定不能浪费了。

十四、婴儿6个月内只喂母乳，连水都没有喂，婴儿会不会吃不饱或是口渴?

不会!

母乳的含水量达到88%，完全满足6个月内婴儿对水分的需要，不需要额外添加水分或是其他饮品。相反，水会占据胃的容量，减少母乳的摄入量，致使妈妈泌乳减少；同时饮用水的安全，喂养工具的卫生很难保证。可以通过排尿判断婴儿是否获得了足够的水分和营养。每天排尿次数不少于6次，尿液呈淡黄色，说明婴儿获得了足够的水分和营养。

十五、母乳变稀变清就是没有营养了?

错误!

母乳的稠和稀，主要取决于乳汁中的脂肪含量：脂肪含量越高，乳汁看起来也就越稠。这就和炖汤差不多，奶白浓汤不代表更有营养，只能说明脂肪更多罢了。但是母乳中除了脂肪，还包括了蛋白质、乳糖、矿物质、免疫活性物质等多种营养成分。单凭乳汁的稠稀程度，就去断言母乳是否还有营养，显然是不正确的。

母乳分为前奶和后奶，前奶主要含有蛋白质、矿物质和大量的水分，比较稀。后奶中含有大量的脂肪，呈乳白色，比较稠。在给宝宝哺乳时，尽量一边喂完再喂另一边，这样宝宝既可以吃到前奶也可以吃到后奶，保证宝宝全面的营养。

在哺乳期间，不要看重母乳颜色的深浅和稀稠，只要是健康母亲的乳汁，都是有营养的。

十六、哺乳期妈妈要按时间来哺乳吗?

不是的!

哺乳期妈妈在宝宝出生后应尽快“开奶”，让宝宝吸吮乳房，并根据宝宝的“意愿”进行母乳喂养，按需喂养。宝宝吸吮时，垂体会释放出催产素和催乳素两种激素，它们对母乳喂养来说都很重要。其中，催乳素有助于产奶，而哺乳期妈妈喂养的次数越多，婴儿吮吸的次数就越多，释放的催乳素也就越多。

十七、妈妈感冒了就应该停止哺乳吗?

不是的!

通常哺乳期妈妈感冒后可以继续哺乳，因为感冒大都是病毒感染，属于自限性疾病，不需要打针吃药，7～14 天会自愈。

妈妈得了感冒，乳汁中也会有相应的抗体，让吃母乳的宝宝能够被动免疫，妈妈只需戴好口罩，避免传染给宝宝就好。如果哺乳期感冒了需要服药治疗，妈妈们可以选择一些对宝宝影响小的药物，因为药物被服用后，通过吸收代谢进入血液循环，大部分的药物吸收发挥相应的作用了，只有少部分的药物不能吸收而游离在血液中，然后再分泌在乳汁中。在乳汁中能够检测到的可能只有微克甚至微毫克，妈妈们完全不用担心药物影响宝宝。

但遇到以下的情况是不能哺乳的。

1. 哺乳期妈妈处于传染病急性期，如开放性肺结核、肝炎传染期、艾滋病、细菌或病毒感染急性期，要避免母乳喂养，防止宝宝感染。

2. 哺乳期妈妈患有严重疾病，如心脏病、肾脏疾病、精神病、产后抑郁症等，均不适合哺乳。

3. 哺乳期妈妈患有慢性病，长期用药、需放射性碘治疗；接触有毒化学物质、农药等，不能进行母乳喂养。

第四节　老年人常见营养误区

一、千金难买老来瘦对吗？

科学性不强！

体重下降意味着体内脂肪和肌肉组织的同步减少，刻意地减少体重，会增加肌少症的发生风险，在没有主动采取措施减重的情况下出现体重明显下降时，要主动去做营养和医学咨询。突然消瘦可能是一些甲状腺疾病、消化系统疾病、糖尿病、慢性肝病、肿瘤等疾病的预警信号。

建议老人的体重变化也需要定期测量，BMI（身体质量指数）最好保持在 22.0～26.9。身体质量指数计算公式：体重（kg）除以身高（m）的平方。

二、老年人光吃素有益健康吗？

不是！

人到中老年，很多人都讲究养生，觉得吃肉所摄入的脂肪会引发老年病（高血脂、高血压、糖尿病），所以认为吃素能预防疾病。但是长期吃素，营养单一，反而会导致营养素摄入不足，不利于身体健康。素食中缺乏肉类含有的铁元素以及优质脂肪和蛋白质，然而这些正是老年人身体所需要的。相反，老年人要摄入足够的动物性食物和豆制品，猪肉、羊肉、牛肉、鸡肉、鸭肉、鱼虾等换着吃，每天也应摄入蛋类和奶类。

三、老年人骨质疏松补钙是越多越好吗？

不是！

过量补钙不仅会导致肌肉松弛、便秘、恶心等，还会造成锌和铁的缺乏，引发食欲下降和贫血。

老年人每天在饮食中可摄入400～600 mg钙，每天需额外补充600～1200 mg钙，补钙的同时补维生素D。

四、老年人消化功能减弱，胃不好，应该多吃面条多喝粥？

不是！

随着年龄增加，越来越多的老年人都会出现胃肠疾病，所以粥、面等半流质饮食就成了老年人的常态化饮食。然而，长期食用这些营养密度低的半流质食物，可能会使胃的消化功能退化，增加营养不良风险。

五、老年人容易贫血，多吃红枣能够补血？

不是！

首先，血液当中的血红蛋白少是贫血的关键，而构成血红蛋白的主要成分是“铁元素”。65岁及以上的老年人每天需要12 mg的铁，五颗中等大小的红枣仅含有铁0.5 mg，而50 g的牛肉就含铁2.2 mg，远高于红枣当中的铁含量。红枣等植物性食物的铁元素主要是非血红素铁（三价铁），但是动物性食物中的铁则是血红素铁（二价铁）。

其次，动物性食物中的铁对人体来说，吸收率比植物性食物高，所以吃红枣不能补血。想要补血，更好的选择是富含铁的动物性食物，如鸡肝、猪肝、猪肉、羊肉、牛肉等（图2-2、图2-3）。

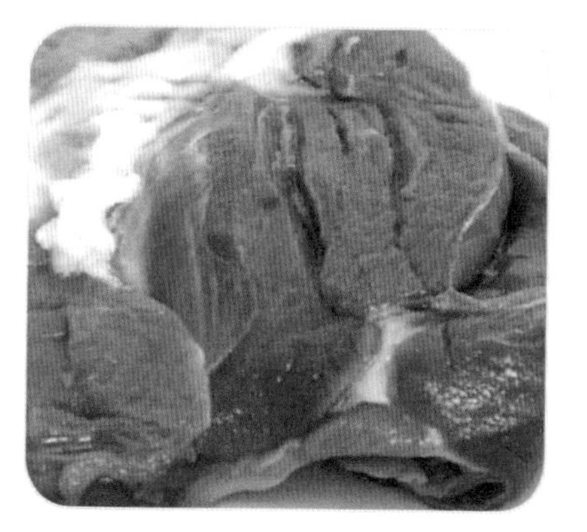

图 2－2　羊肉

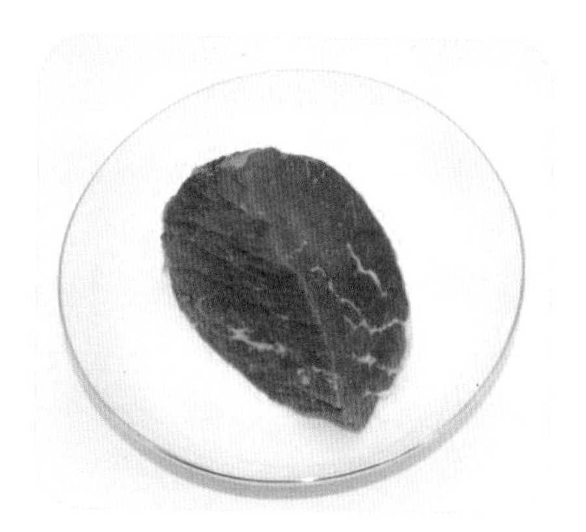

图 2－3　牛肉

六、老年人日常食用动物油还是植物油？

建议吃植物油（图 2－4、图 2－5）！

植物油的不饱和脂肪酸含量较高。单不饱和脂肪酸具有抗氧化、降血糖、调节血脂、降胆固醇等作用；多不饱和脂肪酸具有降低胆固醇度，调节血液黏稠度，提高脑活力等作用。动物油则以饱和脂肪酸为主，过量摄取会增加动脉硬化的风险。

大部分植物油比动物油更健康。椰子油、棕榈油虽然是植物油，但是饱和脂肪酸含量高；而鱼油作为动物油脂，却含有大量不饱和脂肪酸，因此选购时还是要注意看食物成分表。

动物油脂含有较多的饱和脂肪酸和胆固醇，易诱发心血管疾病。日常生活中，正常的肉类摄入基本能满足人体对饱和脂肪酸的需求，因此建议老年人多选用植物油，而素食者则需要额外补充饱和脂肪酸。

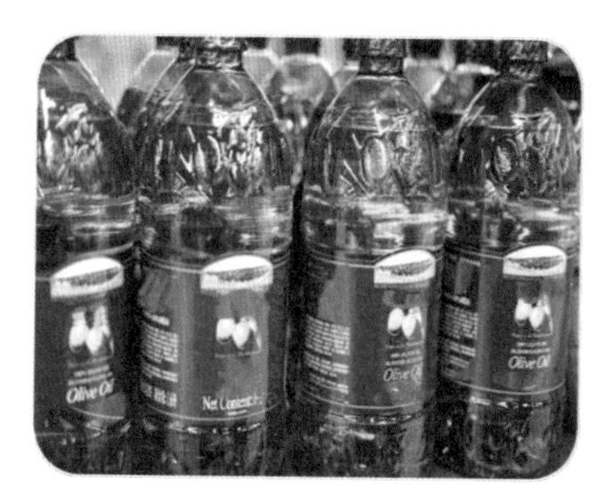

图 2－4　橄榄油

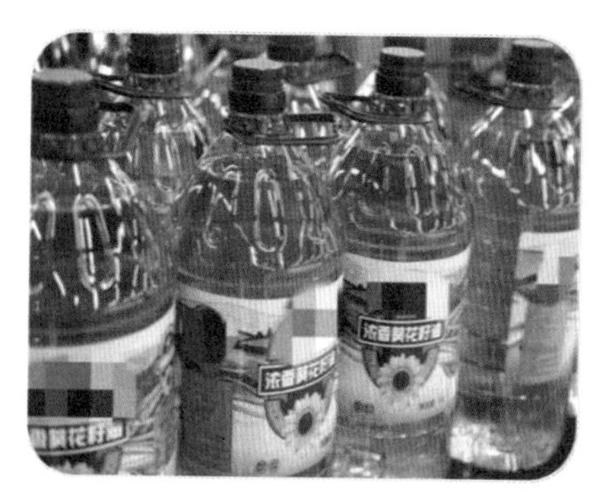

图 2－5　葵花籽油

七、人到老年牙齿不好，只能吃流质清淡饮食吗？

不是！

老年和青中年相比较，老年人对食物的消化能力和吸收能力都不如青中年，在饮食上要做到少量多餐，选择细软的饮食。吃食物时，细嚼慢咽，尽量每口饮食咀嚼30次左右。牙齿不好的可以选择把食物切碎或者使用破壁机将食物打碎以后，做成肉丸、鱼丸之类的食品，使用破壁机打碎更要注意营养搭配。依据自己的喜好烹调，适当地加入辣椒等调味品可以提升食欲，日常建议采用蒸、煮、炖的方法。

八、老年人喝羊奶或骆驼奶比牛奶更好吗？

不是！

牛奶、羊奶及骆驼奶，都能为人体提供优质的蛋白质，而且都是钙的良好食物来源，三者营养素含量有所不同，但差异不大，见表2-2、表2-3。

表2-2 牛奶、羊奶、骆驼奶蛋白质与脂肪含量

	蛋白质（100 mL）	脂肪（100 mL）
牛奶	3.0 g	3.8 g
羊奶	1.5 g	3.5 g
骆驼奶	3.7 g	3.5 g

表2-3 牛奶、羊奶、骆驼奶优点与缺点

	优　点	缺　点
牛奶	营养全面，价格适中	有乳糖不耐受的可能（可选舒化奶或零乳糖奶）
羊奶	不易致敏，更好吸收，钙和磷高	不宜空腹食用，不宜高温蒸煮
骆驼奶	营养高	资源稀缺、价格高

选购奶制品应根据自身营养需要，考虑口味、经济条件等。相对来说，牛奶是性价比之王。

九、蔬菜放冰箱营养就不会丢失了吗？

不是！

有些老年人去市场买菜，由于路远，要是遇到打折的蔬菜，索性就将一周的菜买来放冰箱里面，每天吃一点。但是蔬菜久放，营养成分也会流失，就拿菠菜来说，多放一天其中维生素 C 减半。因此建议一次买的菜不要超过三天，避免囤放大量蔬菜在家中，最好每天都食用新鲜蔬菜。

十、有高血脂的老年人，饮食就该荤腥不吃，油盐不进吗？

不是！

肉食中含有优质蛋白质、铁、维生素 B_{12} 等人体必需的营养素。对于老年人来说，由于消化吸收能力下降，更需要保证优质蛋白质的摄入，以维持肌肉和免疫系统的健康。因此，完全不吃荤腥不利于老年人的健康。

适量的油盐摄入也是很重要的。油脂是人体必需的营养素，能够提供必需的脂肪酸和脂溶性维生素。盐则是维持正常生理功能所必需的，摄入过少可能导致乏力、消化不良等问题。重要的是控制油盐的摄入量，而不是完全避免。

因此，建议在饮食中适当控制油盐的摄入，但不必过于极端。应该保持均衡饮食，适量摄入各类营养素，包括荤腥和油盐。

十一、老年人胃口变小，简单吃就好吗？

不是！

对于胃口小的老年人，确实需要注意饮食，但并不意味着只能简单吃。建议饮食多样化，合理搭配，要做到每天吃 12 种以上的食物。

可适量分餐，由于老年人的胃容量有限，建议将一天三餐分成五到六顿小餐，每餐食物量减少、但频次增加，有助于消化和吸收。选择合适的易消化的食物，遵循少盐、少油、少糖的饮食原则，适当补充营养，以维持身体健康。

十二、蔬果寒凉，老年人怕胃寒不能吃吗？

不是！

蔬菜水果含有丰富的营养成分，如维生素、矿物质、膳食纤维等，是人体必需的营养素，因此进食蔬果对老年人有益。

老年人的消化功能相对较弱，对于寒凉的蔬果可能会感到不适。因此，老年人应该注意适量食用寒凉蔬果，并且可以选择一些温暖性质的食物来平衡饮食。例如，可以将一些寒凉的蔬菜搭配温性的食物一起烹饪，或者选择一些热性的蔬菜和水果，如姜、蒜、山楂、樱桃等。此外，老年人也可以适量食用一些熟透的温性水果，如苹果、香蕉等。总之，老年人的饮食应该多样化，适量搭配不同性质的食物，以保持身体健康。

十三、进食只是生理需要，年纪大了少吃点无所谓？

不是！

《中国老年人膳食指南（2022）》指出“鼓励共同进餐、保持良好食欲、享受食物美味”。对于因机体功能减退，味觉、嗅觉、视觉能力下降的老年人而言，更加需要关注营养平衡和饮食质量，以确保身体健康和预防慢性疾病。

减少食物摄入量可能会影响老年人的营养摄入，导致营养不良、贫血、骨质疏松等问题。此外，老年人如果长时间进食过少，可能会导致消化系统功能下降、免疫力下降等问题，增加患病风险。

因此，老年人应该根据自身情况足量进食，选择营养丰富、易于消化的食物，以确保身体健康。

十四、蛋黄胆固醇高，老年人不能吃吗？

不是！

蛋黄是营养丰富的食物，含有大量的蛋白质、维生素、矿物质等，是人体所需的营养来源之一。对于一般健康的老年人来说，适量食用蛋黄并不会对健康造成负面影响。蛋黄中的卵磷脂、维生素等营养素对老年人的神经系统、心血管系统等方面都有一定的益处。

对于一些患有高血脂、高血压等慢性疾病的老年人，需要注意控制蛋黄的摄入量。如果老年人的血清胆固醇水平较高，建议适当减少蛋黄的摄入，或者选择食用蛋白而避免摄入蛋黄。此外，如果老年人患有胆囊疾病或者消化系统疾病，也需要根据医生建议控制蛋黄的摄入量。

十五、肥胖的老年人为了控制体重，可以只吃杂粮吗？

不能！

老年人消化吸收能力下降，摄入太多杂粮导致饱腹感强，会减少其他食物的摄入，还会影响微量元素等的吸收，反而不利健康。

应该控制总热量摄入，适量控制碳水化合物、脂肪等高热量食物的摄入量。同时，老年人应该减少静坐躺卧，保持适度的运动量，以增加身体代谢，有助于控制体重。

十六、老年人可以通过喝醋、喝红酒软化血管吗?

不能!

喝醋和喝红酒都不能直接软化血管。

醋的主要成分是乙酸，具有一定的腐蚀性，且醋酸在消化过程中会被体内的碱性消化液中和掉，即使有少量的醋酸进入体内，也会被肝脏代谢掉。因此，喝醋并不能直接起到软化血管的作用。此外，大量喝醋会损伤食管，也是不可取的。

红酒中含有白藜芦醇，该物质对降血脂有一定作用。但红酒中白藜芦醇的含量很少，每天一杯红酒根本达不到软化血管的目的。而且，摄入的乙醇无论多少，对人体都是有害的。

对于老年人来说，应该通过均衡饮食、适量运动、规律作息等方式来保持身体健康，而不是寄希望于喝醋或喝红酒来软化血管。

第五节　婴幼儿、儿童常见营养误区

一、婴幼儿配方奶粉冷藏保存是不是比常温保存更好?

不是!

未开封的奶粉应放置在阴凉干燥处保存。开封后的奶粉应放置在避光、清洁、阴凉干燥的环境中，不宜放入冰箱冷藏，这是由于冰箱内外温度和湿度差异较大，日常频繁地取放，奶粉更容易吸收空气中的水分而发生结块变质。

仔细检查奶粉标签上的生产日期和保质期，确定奶粉在保质期内，奶粉开封后尽量在一个月内食用完。

二、2 岁以内的婴幼儿可以喝鲜牛奶吗?

不建议喝!

牛奶中所含蛋白质大约是母乳的3倍，高含量的蛋白质会增加肾脏的负担。牛奶中的脂肪成分与母乳有明显差别，尤其缺乏婴儿生长必需的脂肪酸——亚油酸，不利于婴儿吸收。牛奶含矿物质的量偏高，钙、磷比例不利于婴儿的生长发育功能。牛奶中维生素A、维生素C、维生素D、维生素E的含量低，不能满足婴儿的正常需要。鲜奶中金属元素的含量太高，婴儿吸收不了那么多，就要排出体外，也会加重肾脏的负担。建议2岁以内的婴幼儿喝母乳或配方奶。

三、1岁以上宝宝牛奶喝得越多越好吗?

不是!

1岁以上的宝宝牛奶只作为其饮食的一部分，不建议喝太多，过多饮用可能会造成其他食物摄入不足，特别是富含纤维食物摄入过少，容易引起便秘。牛奶含钙丰富，奶量过高造成高钙摄入，会影响铁的吸收，各机构对奶量的推荐略有差别，见表2-4。

表2-4　各大权威机构对奶量摄入推荐

机　　构	建议奶量
中国营养学会	300 mL（2岁以上）
香港卫生署	360～480 mL（1岁以上）
英国营养基金会	300 mL（1～3岁）
澳大利亚国立健康与医学研究理事会	250～375 mL（1～2岁），<375 mL（2～3岁）
美国儿科学会	<500 mL

四、是否必须严格按照配方奶粉标签上的喂哺表来喂养婴幼儿?

可以参考!

配方奶粉标签上的喂哺表参考值是针对该年龄段婴幼儿的平均需求制定的，有一定参考作用，但并不一定适合每个孩子，仅供家长参考，应根据孩子生长发育情况来适当调整。

家长需要注意的是应该参照喂哺表的奶粉用量和用水量来冲调配方奶粉，配制过浓或过稀都不利于婴幼儿的正常生长发育。

五、普通饮用水冲调婴幼儿配方奶粉就不好吗?

不是，安全与干净最重要!

婴幼儿配方奶粉冲调用的水关键要安全和干净，生活饮用水经烧开并冷却到适宜温度后使用均可，无需刻意追求婴幼儿配方奶粉专用的商品水。

需特别注意的是冲调奶粉前洗手消毒、保持冲泡奶粉的环境干净卫生、奶瓶充分消毒、避免污染；不宜用微波炉热奶以避免奶液受热不均或过烫，冲泡好的奶粉应立即喂养。

六、宝宝添加辅食后就没有必要吃母乳?

错误!

宝宝6个月以后需要添加辅食，但是母乳也是极其重要的。在6个月到1岁时，母乳可以满足婴儿一半甚至更多的营养需求；在1～2岁时，母乳仍然能满足宝宝所需营养的三分之一。

能母乳喂养的情况下一定要坚持母乳喂养，配方奶粉是退而求其次的无奈选择。婴儿在6个月时开始接受辅食，并继续母乳喂养至2岁或以上。

七、对于没有功能性胃肠病或乳蛋白过敏的正常婴儿，是否可以选择特殊医学用途婴儿配方食品?

不建议!

对于没有功能性胃肠病或乳蛋白过敏的正常婴儿，接受完整蛋白更有利于促进消化酶的分泌以及消化系统的进一步发育和成熟，建议家长根据婴儿月龄选择适合的普通婴儿配方奶粉，不建议选择特殊医学用途婴儿配方食品。

八、把孩子看成大人一日只进三餐对吗?

错误!

让孩子与大人一样只吃正餐（一日三餐），不注意给孩子补充奶制品和加餐小吃，长此以往，易引起孩子营养缺乏。建议除一日三餐外，增加零食，零食以主餐中不能获取的食物为主，比如：奶、坚果、水果等。

九、孩子多吃素食对身体好？

错误！

有的家长认为幼儿肠胃弱，多吃素食好，这种想法是错误的。幼儿正处于生长发育的关键时期，需要足够全面的营养，多吃素食的儿童容易患佝偻病、体内脂肪代谢紊乱和多种脂溶性维生素缺乏。

十、多肉饮食有营养？

错误！

有些家长想办法为孩子提供精细的鱼肉、鸡肉等肉食，这些食品虽然含有丰富的蛋白质、维生素，但矿物质、膳食纤维、碳水化合物含量极少，长期大量食用也不利于健康。

十一、正餐不吃用零食补？

错误！

零食代替不了正餐的营养，孩子零食可以吃，但需要适时、适量，且以水果、坚果类食物为好，尽量少吃含糖量高或膨化食品，同时注意饮食清洁卫生。

十二、孩子吃汤泡饭胃口好，可以多吃？

错误！

有些家长认为，孩子吃汤泡饭可以加快吃饭速度，还可以增加进食量；也有人认为吃汤泡饭与吃饭、喝汤是一回事，这些观念都是饮食误区。

汤泡饭进入口腔，将大量的唾液冲淡，减少唾液的消化作用，造成食物营养成分未经充分消化吸收而排出体外。吃饭时食物经过细嚼慢咽，在口腔里初步进行了物理性、化学性的消化作用，再喝点汤，能湿润口腔和食管，便于吞咽，同时在胃肠蠕动下，胃液和食物充分搅拌，便于营养吸收。因此汤和饭最好分开吃，尽量少吃汤泡饭。

十三、宝宝不爱吃菜，多吃水果就行了？

错误！

水果中的糖分、有机酸等物质比蔬菜多；大多数蔬菜的维生素、矿物质及膳食纤维等含量远远高于水果。蔬菜和水果，谁也不能代替谁，如果宝宝从小挑食，长大饮食也可能越来越不均衡。

十四、宝宝白白胖胖，才是发育得好？

错误！

宝宝的生长发育水平和体重没有直接关系，体重超标、生长过快反而是不健康的标志。所以只要宝宝身高体重属于正常范畴，就说明宝宝的成长情况良好，无需担心。

十五、要尽早在宝宝的辅食中加盐？

错误！

实际上在日常食用的食物中就含有钠。辅食过早加盐，钠摄入过量会对宝宝造成不利的影响：①钙流失，影响骨骼发育，从而影响身高；②加重肾脏、心脏负担等。宝宝 1 岁前所需要的钠可以完全从母乳、食物中获取，1 岁后，饮食中可少量加盐。

十六、宝宝 8 个月后，才能吃肉？

错误！

《中国居民膳食指南 2022》推荐：从宝宝刚开始添加辅食，就可以开始吃肉了！而仅仅吃含铁高的米粉，并不能满足宝宝每天必需的铁含量。

十七、宝宝的辅食要软，才好消化？

错误！

辅食的形状，要根据宝宝的月龄而变化。从泥糊状到小碎末，再到小块，让宝宝得到充分的咀嚼训练。

十八、婴幼儿不能晒太阳吗？

错误！

很多家长担心婴幼儿晒太阳会晒伤皮肤，在晒太阳时给孩子蒙上纱巾、戴上帽子，或隔着玻璃晒。实际上，婴幼儿适度晒太阳，能促进体内维生素 D 的合成，有助于钙的吸收。正确的方法是选择婴幼儿的头后部、手腕、脚腕、屁股等部位适度日晒，防止晒伤。

十九、孩子多吃肝脏等于多吃内脏吗？

错误！

内脏对孩子的发育大有好处，很多家长拼命给孩子吃肝脏，以为这样就能满足孩子的营养需求。实际上，内脏还包括心、肺、肾等器官，而肝脏内经常存有有害成分，不宜过量食用。因此，家长应该多给孩子吃其他内脏器官，以满足孩子营养需求。

二十、孩子感冒时需要大补吗？

不需要！

孩子感冒发热时，脾胃的消化能力也会受影响，所以不建议给孩子大补，清淡饮食，保证生长所需即可。

二十一、宝宝刚出生无母乳就立刻喂奶粉吗？

错误！

第一天没奶，家里长辈担心宝宝会饿着，常常先给孩子喝点奶粉，等奶下来以后再喂孩子，这种做法是错误的。

女性怀孕 16 周左右就开始产生初乳，分娩后，随着孩子不断吸吮乳头，刺激母体内分泌催乳素和催产素，这两大激素能有效促进乳汁分泌和排出。若孩子出生后不立即哺乳而是等着下奶，将导致乳汁分泌减少和乳房肿胀，还会干扰母亲及孩子的一些本能行为。

正确做法是“早接触，早吸吮，早开奶”。分娩后，婴儿裸体趴在妈妈身上，皮肤和皮肤接触至少半小时，甚至可以更长时间。这时如果婴儿有吸吮反射，就让他吸吮。“三早”可促进催乳素、催产素释放和乳汁分泌，可刺激子宫收缩、减少产后出血，可强化婴儿的吸吮能力；可促进胎便排出、减少新生儿黄疸的发生。初乳富含保护性免疫抗体，可提高婴儿抵抗力，还可增进亲子之间的感情。乳汁是随着宝宝的吸吮而不断增加的，大多数母亲是在产后 40～72 小时产奶明显增多。

二十二、给宝宝定时喂奶对吗？

错误！

根据调查发现，纯母乳喂养的孩子，在母亲产后的最初几天，每天吃奶次数多达 8～12 次，甚至更多，而且孩子吃奶并不规律。妈妈们可以根据孩子给出的吃奶信号，如咂嘴、舔手、张大嘴巴、流口水、嘴巴寻找目标等动作，进行有效哺乳。最初几周是妈妈和宝宝建立关系的重要阶段，根据宝宝的需求进行哺乳，有助于建立和谐的哺乳关系。

二十三、冰冻奶超过 6 个月就没有营养了吗？

有一定科学依据！

妈妈们在返回工作岗位前的 1～2 周，可根据上班后的作息调整宝宝的哺乳时间。准备电动吸奶器、背奶包、储奶袋（瓶）、冰块等，以保持丰富的泌乳状态，给宝宝储备更多“口粮”。如果上班时间较长，上班前和回家后亲自喂奶一次。工作期间把奶挤出来放到干净的储奶袋（瓶）中，在每个储奶袋（瓶）上注明挤奶的具体日期和时间，遵照早存早吃的原则。母乳储存时间见表 2－5。

表 2－5　母乳储存时间

母乳类型	室温（≤25 ℃）	4 ℃	≤-18 ℃
新鲜母乳	≤4 小时	≤4 天	6 个月内最佳
加热的冷冻母乳	1～2 小时	≤24 小时	加热后的母乳不能再冷冻
吃剩的母乳	≤2 小时		

第六节　糖尿病患者常见营养误区

一、吃粗粮血糖升得慢，那糖尿病患者饮食能不能以粗粮为主？

不能！

虽然粗粮含膳食纤维高，有降血脂、通便的作用，并使血糖升高缓慢，但吃过多的粗粮容易消化不良，粗粮饱胀感明显，可能会增加胃肠负担，影响营养素的吸收，尤其是钙、铁和维生素的吸收，长期可能会导致营养不良，因此，盲目地进食过多的粗粮不可取。

正确做法是，每天合理安排，保证食物种类的多样性，其中主食应该粗细搭配，多选择谷类、薯类及豆类等混合性食物，常规粗粮与细粮的比例以 1∶2 为宜。推荐膳食纤维 25～30 g/d，如：杂粮饭 300 g、红薯 150 g、蔬菜 500 g、水果 150 g，就可以基本满足每天膳食纤维的需要。

二、主食吃得越少对糖尿病患者病情控制越有利吗？

不是！

一些糖尿病患者认为主食吃得越少越好，一味地控制主食量，甚至有些不吃主食，这样做会有很多危害。

主食摄入不足，总能量无法满足机体代谢的需要，体内脂肪、蛋白质会过量分解，容易营养不良，甚至可能出现饥饿性酮症。只控制主食的摄入，会增加油脂、肉蛋类等食物的摄入，总能量一旦超标血糖仍然控制不佳，还可能增加肾脏的负担，对病情无益。建议糖尿病患者主食所提供的能量占总能量的 50% ～65% 。

三、用肉类代替部分主食来控制血糖对吗？

不对！

有些糖尿病患者认为主食是升高血糖的根本原因，肉类对血糖影响不大，因此特别严格限制主食的摄入量，甚至不吃主食，而肉类却不限量食用。实际上，糖尿病患者控制饮食是指控制总能量的摄入，而糖尿病患者所需的能量应由糖类（主食）、蛋白质（奶、蛋、肉）和脂肪（油类）按合理的比例摄入。糖尿病患者如果只限制主食，而为了减少饥饿感多吃肉食，容易造成血脂异常，并诱发心脑血管疾病。同时，肉食在人体内代谢会产生过多的氮类物质，加重肾脏负担，损害肾脏功能。

四、只要进食少，就能控制好血糖吗？

不是！

饮食治疗是控制糖尿病的基础，合理的饮食治疗有助于降低血糖、控制体重、减轻胰岛 β 细胞的负担，但不是单纯地“少吃”就能实现血糖控制，还要结合合理的运动干预，根据胰岛功能情况制定个体化的药物治疗方案等。

如果患者进食量太少（每天主食低于 150 g），很容易出现低血糖，而低血糖又可引起血糖反跳性升高，导致血糖大幅波动。另外热量摄入不足，还会造成体内自身脂肪及蛋白质过量分解，导致饥饿性酮症、身体消瘦、营养不良及免疫力下降。

五、不吃早餐，以求限食控制血糖的做法对吗？

错误！

不吃早餐并不是一个健康的限食方法。实际上一天两次进餐造成的胰岛素分泌量可能比一天三次进餐胰岛素的分泌量更多，所以并不推荐患者暴饮暴食，限食应该是在保证营养均衡的前提下，控制每天总摄入量，这样胰岛素的分泌才会均衡，血糖也会相对平衡。

六、饮食控制已经非常严格，吃点零食充饥没有关系吗？

不是！

部分糖尿病患者三餐饮食控制比较理想，但由于饥饿忍不住养成吃花生、瓜子、休闲食品等零食的习惯，这样的做法是不对的。大部分零食均为含油脂及热量高的食物，任意食用很容易超过每天总热量，更加不利于血糖控制。

建议：每天控制总热量，三餐均衡膳食，如确实饥饿，可以选择一些热量低的食物充饥，如：黄瓜、番茄等，血糖达标的情况下也可以适当食用一些含糖量低的水果，如西瓜、苹果、李子、猕猴桃等。

七、消瘦的糖尿病患者不用控制饮食？

不是！

消瘦的糖尿病患者可以根据每天活动量适当增加每天摄入量，但仍需要控制饮食。控制饮食的目的是保持血糖稳定，避免血糖过高或过低对身体的损害。因此，即使是消瘦的糖尿病患者，也应该遵循医生建议的饮食计划，合理控制饮食。

八、饭前喝汤有利于血糖控制吗？

不是所有汤都适合！

各种肉汤营养价值均不高，属于高脂肪、低蛋白食物，90% 以上的营养物质都在肉里面，糖尿病患者不推荐在饭前喝肉汤，因为肉中含有的脂肪，在煲汤过程中会较多地溶解在汤中，并且越浓的汤含有嘌呤就越多，不仅不利于血糖的控制，还可能引起高尿酸血症或痛风。

推荐糖尿病患者喝用蔬菜、蛋花和豆腐等做成的汤，这类汤能量和脂肪含量均低，饭前喝一碗有助于增加饱腹感，减少其他食物的摄入，有利于血糖的控制。

九、山楂、南瓜等食疗能降血糖吗？

不能！

有些糖尿病患者迷信降血糖食疗偏方，认为山楂、南瓜等可以降低血糖，因此大量食用，这种做法是错误的。

糖尿病患者饮食原则是控制每天总热量，山楂有软化血管、抗凝的作用，南瓜含膳食纤维比较高，有延缓血糖升高及通便作用，但它们均含有较高的糖分，盲目地吃不仅不能控制血糖反而可能会导致血糖升高。没有一种食物有降血糖的作用，因为任何食物都有一定的热量，可以通过改变进食量、烹饪方法、进食顺序等方法控制血糖。

十、“无糖”食品，多吃点无妨？

不是！

无糖食品是指不含蔗糖、葡萄糖、麦芽糖、果糖的食品，但含有糖醇（包括木糖醇、山梨醇、麦芽糖醇）等替代品。我国规定，无糖或不含糖食品是指固体或液体食品中每 100 g 或 100 mL 的含糖量（蔗糖、果糖、麦芽糖、葡萄糖等）不高于 0.5 g。可见，无糖食品并不是完全无糖，而是含有国家规定范围内的糖。

糖尿病患者应正确地看待无糖食品，别被“无糖”二字迷惑，有些食物为了口感好，加了大量的油脂，因此不加节制地大量食用无糖食品，很容易超过每天摄入的总热量，如果因进食量少而感觉饥饿时，可在两餐之间进食少量低热量的食物，如低脂牛奶、黄瓜、番茄等，并且要将摄入食物的热量计算在每天总能量中。

十一、蔬菜热量低，可以随便吃吗？

不可以！

马铃薯、山药、芋头、老南瓜、莲藕等，这些食物淀粉含量很高，是可以用来代替主食的。如果要吃这类淀粉类多的食物，应相应地减少主食量。建议糖尿病患者每天要保证蔬菜的摄入量达到 300～500 g，绿叶蔬菜至少占一半。

十二、低升糖指数的食物就可以多吃吗？

不是！

有些糖尿病患者觉得升糖指数低的食物对血糖影响小，就会吃很多，其实无论是升糖指数高还是低的食物都会提供热量。如果吃太多身体就会吸收过多的糖分，血糖就会变高，所以不仅要选择低升糖指数的食物还要控制总量。

十三、蔬菜可以代替水果来控制血糖吗？

不能！

有的糖尿病患者认为水果含糖量高，对血糖不利，而蔬菜的营养成分和水果差不多，因此可以用蔬菜代替水果，这种观点是错误的。

实际上，蔬菜与水果的营养价值各有特点。水果和蔬菜都含有维生素 C 和矿物质，但水果中除了山楂、柑橘及鲜枣含维生素 C 较多外，一般水果（如梨、苹果、香蕉等）所含的维生素 C 和矿物质都不如蔬菜，特别是绿叶蔬菜。但是，蔬菜并不能代替水果，因为与蔬菜相比，水果除了味道香甜、不用烹调和营养流失少外，多数水果都含有蔬菜缺乏的具有生物活性的非营养物质，如各种有机酸（柠檬酸、苹果酸和葡萄中的酒石酸等）、酚酸类物质和芳香类物质可刺激消化液分泌，健胃消食，并促进多种矿物质的吸收，还可抗菌消炎、清除自由基、抑制血小板凝集等。所以，水果和蔬菜各有特点，两者不能互相替代。

十四、得了糖尿病就不能吃甜的食物吗？

不是！

甜的食物不一定热量就高，不甜的食物热量也不一定就低，比如咸面包、咸饼干热量就很高，主要与食物中的面、馅饼、油等有关；西瓜很甜，但它含糖量却很低，反而可以吃。

我们不能仅仅以甜与不甜来选择食物，因为引起血糖升高的主要是食物的原材料、调料、烹饪方法等，因此我们选择食物时最好看食物成分表。

十五、得了糖尿病，就不能吃水果了吗？

不是，吃水果有讲究！

糖尿病患者要适当吃水果，随着新鲜水果摄入频率和摄入量的增加，2 型糖尿病空腹血糖、糖化血红蛋白水平均呈现下降趋势，有助于其血糖控制，还可以延缓糖尿病并发症的出现。

十六、口感酸的水果，糖分越低，多吃点不影响血糖？

不是！

不同种类的糖，甜度不同，水果中果糖越多就越甜，比如西瓜很甜，但西瓜含糖量只有 5.5%，属于含糖量低的食物，糖尿病患者可以吃。而水果中的有机酸、单宁会降低水果的甜味，甚至有较强的涩味，比如山楂很酸，但含糖量可达 25% 左右，属于含糖量高的食物，糖尿病患者尽量不要吃。

十七、大部分植物油比动物油好，糖尿病患者需要限制植物油摄入吗？

需要！

植物油中含大量不饱和脂肪酸，相比动物油更有利于健康，但植物油也是纯脂肪，是高热量的食物，如果吃得过多会造成热量过剩，对血糖控制很不利。另外植物油吃得过多，很容易在人体内被氧化成过氧化脂质，在体内积存能引起脑血栓、心肌梗死等其他疾病。油的摄入量，建议每天不超过 30 g。

十八、面条升糖快，糖尿病患者可以吃吗？

可以！

但市面上的面条多种多样，做法也多种多样，对血糖的影响也是有差别的。选择以下的面条种类有利于血糖控制：

1. 选择一些全谷物类的杂粮面条，不选择精面条

选择的时候看一下成分表，如果营养成分表前两位有小麦粉的面条，建议不要选择，改选一些杂粮为主要原料的面条，比如营养成分表前两位有燕麦、藜麦或荞麦的面条，这类面条和精面相比血糖生成指数更低，血糖生成指数较低的食物在胃肠内停留时间长，含膳食纤维高，还可增加饱腹感，餐后血糖波动较小，对延缓餐

后血糖上升非常有好处。

2. 注重面条的食用量

即便是杂粮面条，如果进食过多，也对血糖的控制不利，所以日常生活中一定要掌握好食用面条的量，可以买一个家用的厨房秤，每次控制在 80 g 左右，也可以买一些已经分好小包装的面条，也能帮助控制好量。

3. 合理搭配面条的配菜

吃面条一定要搭配合理，建议不要搭配一些根茎类的蔬菜，可以搭配一些叶类的蔬菜，蔬菜的量建议至少和面条一样多，比如说蔬菜的量可以是面条量的 2 倍；再搭配少量瘦肉或一个鸡蛋。

4. 调整吃面条的顺序

吃面条的顺序有讲究，可以先吃一些蔬菜，再吃肉类、蛋类，最后再吃面条，吃面条的话，尽量吃一些少油的拌面，少吃一些汤面。煮的时候先将面条煮到半熟，然后放在冷水中冷透，再将面条彻底煮熟，这样不容易将面条煮烂，且更有嚼劲，对控制血糖也有好处。

十九、喝粥升糖快，糖尿病患者可以喝吗？

可以！

糖尿病患者一般不要喝白米粥，因为粥含水分多，经过长时间的熬制，摄入后很容易被消化吸收，从而导致血糖迅速升高，但糖尿病患者想要喝粥也是可以的，需要注意以下几点：

1. 选择种类很重要

优先选择各种杂粮、杂豆煮粥，如小麦、燕麦、荞麦、薏米、黑豆、绿豆等，杂粮、杂豆占一半以上，这类食物体积大，饱腹感强，有利于控制摄入量和血糖。

2. 注意烹饪时间

粥煮的时间越长就越软烂、黏稠，虽然口感好，但这会让谷物里的淀粉分解得更充分，有利于消化吸收，餐后血糖升高速度更快，因此，熬粥的时候尽量缩短烹饪时间，刚刚煮到米饭开花即可。

3. 控制摄入量

为了合理搭配，均衡膳食，可以在粥里添加蔬菜、瘦肉等，喝粥的时候可以适当减少其他主食的量，避免一天主食超量。

4. 注意进餐速度

喝粥的时候减慢速度，在喝粥前可以先吃一些蔬菜，做到干、稀搭配。

5. 注意监测血糖

喝粥后可以监测一下血糖，如果血糖波动很大，建议下次避免此类粥，可以换一种粥看是否适合自己。

二十、运动量大就能降血糖吗?

不是!

过量运动可使儿茶酚胺释放增加，促使肾上腺素刺激胰高血糖素的分泌，抑制胰岛素的释放，促使肝糖原的分解，反而会使血糖升高。

建议：运动要适度，不要做过高强度运动，餐后45～60分钟后出去散散步或跑跑步就挺好，每次运动时间控制在半小时左右，根据自身情况量力而行。

二十一、多吃了食物加大降血糖药的剂量可以吗?

不可以!

一些患者常常忍不住多进食，为了控制血糖，擅自加大降血糖药的剂量，认为降血糖药可以把多吃的食物抵消，这样做是错误的。真相是这样做会加重胰腺的负担，可能会出现低血糖和增加药物毒性作用，反而加重病情。

建议：每天定时定量、遵医嘱用药、监测血糖，若血糖控制不好及时就医才是明智之举。

二十二、糖尿病患者少吃一顿饭就可以少服一次降血糖药吗?

不是!

仅少数降血糖药与进餐相关，如阿卡波糖，即“吃饭吃药、不吃饭不吃药”，大多数降血糖药并非仅针对某一顿餐后血糖，因此不能单纯地认为不吃饭就可以不服药。服用降血糖药不仅是为了对抗饮食导致的高血糖，还为了降低体内代谢和其他升高血糖的激素所致的高血糖。不按时进餐容易诱发餐前低血糖而发生危险。此外，少进一次餐，下一餐量增大，进而导致血糖控制不稳定，血糖不会因为少吃一顿饭就能控制好的。因此，按时、规律地服药和进餐很重要，不要擅自停药、换药或不吃饭。

二十三、采用胰岛素治疗的糖尿病患者饮食就不需要再控制了吗？

错误！

胰岛素治疗的目的是平稳地控制血糖，胰岛素的使用量必须在饮食固定的基础上才可以调整，如果不控制饮食，血糖水平会更加不稳定。因此，胰岛素治疗配合饮食治疗非常必要。

第七节 其他常见营养误区

一、营养都在汤里，应该多喝汤？

不科学！

汤里营养成分仅占5% ~10%，大部分营养成分都在肉里（比如蛋白质），建议汤和肉一起吃。

二、高浓汤等于高营养吗？

不是！

汤里主要含有嘌呤和油脂，营养物质只有原料的5% ~10%，大部分的营养物质都在渣里，且汤越浓嘌呤越高，痛风患者要少喝。

建议汤和渣一起食用，除非患者消化能力差，病情不适合食用渣，否则我们应该充分利用原材料中的营养物质。

三、汤熬得越白越有营养吗？

不是！

鸡汤、鸭汤、鱼汤等常常呈现乳白色，并且熬得越久颜色越白，很多人误认为是营养高的表现，其实，乳白色的汤是脂肪乳化的结果。

汤在熬制的过程中，烹调油中的脂肪及肉中的脂肪被粉碎成细小微粒，而肉中的卵磷脂、明胶分子和一些蛋白质则起到乳化剂作用，可将这些细小脂肪微粒乳化，使肉汤变为诱人的奶白色，这些汤中包含最多的是脂肪和嘌呤，其他营养物质很少。

四、冬虫夏草、燕窝、阿胶是好东西，有必要服用各种保健品吗？

冬虫夏草、燕窝、阿胶等属于食疗的范畴，可以服用，但不能夸大作用。

没有必要常规去购买服用，平时注意饮食均衡，补充微量元素即可，一根虫草发挥的功效也是微乎其微，对于其他组成复杂或是很多叫不出名字的保健品，大家需要谨慎对待，未通过大规模临床试验进一步验证，其有效性和安全性都有待考究。

建议：不需要购买保健品服用。

五、因吞咽困难，只嚼不咽，营养一样可以吸收吗？

嚼蔬菜不吞蔬菜、吸果汁后吐掉果肉、喝鱼汤不吃鱼肉等，这样的饮食真不能叫补充营养，营养通常是在肠道内吸收，所以只在口腔吸收不到营养。

建议：把蔬菜、肉切成小块，煮软一点变为流质饮食。

六、传说中红糖、红枣、菠菜补血效果很神奇？

不是！

红糖、红枣、菠菜含铁量不高，每 100 g 红糖和红枣均含铁 2.2 mg，100 g 菠菜含铁 2.9 mg，数值偏低，100 g 葡萄干含铁量有 9 mg，100 g 木耳含铁量高达 97 mg，100 g 猪肝含铁量 22.6 mg，100 g 鸭血含铁量 30 mg。

建议：肝脏、动物全血、瘦肉等动物性食物所含的铁是人体更容易吸收的二价铁，吸收率高，补铁效果相对较好。

七、少吃饭，多吃菜，可以增加营养？

错误！

饭是主食，菜是副食。由于主食类食物含有较丰富的 B 族维生素，所以少吃饭多吃菜，就会造成 B 族维生素缺乏。其次，少吃饭，提供热量的营养素减少，势必要消耗较多的蛋白质，导致体内营养失衡。

八、泡菜、咸菜含有的亚硝酸盐致癌，是一点都不能吃吗？

不是！

亚硝酸盐是一种化学物质，它在体内可以转化为亚硝胺，而亚硝胺是一种强致癌物质，亚硝酸盐的致癌性与其摄入量、摄入频率、摄入方式等因素有关，如果我们在日常饮食中适量地食用这些腌制食品，亚硝酸盐的含量控制在每千克不超过30 mg，就不必过于担心它们会致癌。

九、饮料可以代替白开水吗？

不能！

各种饮料都含有合成色素和防腐剂，对生长发育不利。白开水具有饮料不能替代的独特作用，煮沸后自然冷却的凉开水，容易透过细胞膜促进新陈代谢，利于体内废物排泄，提高人体的免疫功能。

十、咳嗽能吃鸡肉、鸡蛋吗？

能吃！

咳嗽时可正常进食，不需要特别忌口。生病期间，身体需要更多的营养、能量来对抗病原体的入侵以帮助疾病的恢复，如果限制饮食，就会导致能量、蛋白质摄入不足，延缓疾病恢复。对于一岁以上的儿童，可以食用蜂蜜来缓解症状，一岁以下儿童禁止食用蜂蜜，有肉毒杆菌中毒的风险。咳嗽时要避免食用辛辣刺激的食物，食物过热、过烫，会加重对咽喉部的刺激，使咳嗽加剧。

十一、喝果汁，比吃水果更好吸收营养？

错误！

榨成果汁后，水果中的膳食纤维、维生素、矿物质和抗氧化物等营养会被破坏。而果汁的糖含量很高，喝多了容易引起蛀牙、肥胖。

十二、豆制品是蔬菜吗？

不是！

在很多家长的观念中，豆制品是蔬菜的一种。实际上，豆制品应视为荤菜，如果孩子的菜谱中只有肉末豆腐等豆制品，缺乏蔬菜的话，会导致营养不均衡。而番茄炒鸡蛋等菜肴则较好地做到了荤素搭配。

十三、多喝粥对胃好？

错误！

白米粥的主要成分是碳水化合物，少量的蛋白质及一些B族维生素，在长时间的熬制过程中，维生素又被大量破坏，故而白米粥并不能满足人类对营养的多方面的需求，如果长期喝粥，胃的消化能力会不断退化、变差，对于糖尿病患者而言，白米粥更是会提高血糖上升的速度。

白米粥也有优点，即易消化，术后患者首次进食便可选择白米粥，吞咽障碍患者，可在白米粥中加入切碎的肉末和蔬菜，既营养全面，又易于消化吸收。

十四、吃香蕉可以治疗便秘吗？

不能！

每100 g香蕉的膳食纤维含量为1.2～3 g，含量不算高，远远达不到人体所需，而且如果吃的是没熟透的香蕉，其中的鞣酸会与食物中的蛋白质结合生成不易消化的鞣酸蛋白，反而会加重便秘。

十五、经常吃剩饭会引发疾病吗？

有一定科学根据！

许多老人觉得剩菜剩饭丢掉浪费，索性留着下顿吃，然而剩饭剩菜超过一定时间，加之存储不当，会存在变质风险，那么吃了这些剩菜剩饭，轻者可能导致腹泻、呕吐，严重会出现食物中毒现象。

十六、凉拌菜可以隔夜吗？

不能！

凉拌菜大多数是没有经过高温杀菌的，容易残留一定的细菌和微生物，尤其是气温高的时候，会进一步加剧细菌繁殖，吃下后容易造成细菌感染，所以凉拌菜不能隔夜。

十七、烂掉的水果切掉后还能吃吗？

不能！

水果一旦发烂，真菌和毒素就会顺着汁液到处扩散，整个水果都可能不干净了，吃了容易得肠胃炎。

十八、越贵的食品价值就越高吗?

不是!

一些家长对食物营养价值认识不足，盲目追求高价位的食物及各种补品，错误地认为贵就是有营养。建议选择新鲜的食材，学会看食物营养成分表及配料表，配料表越简单越好，不能只以价格来判断营养价值。

十九、没有咸味的食物就不含盐?

错!

盐是氯化钠，除此之外钠还有各种化合物形式，因为血液中含有大量的钠离子，所以很多动物性食物含有比较多的钠，其中没有咸味的食物，钠的含量也是不低的，如猪肉、鳕鱼、牛蹄筋、挂面、面包、番茄酱、麦片粥、花生酱、牛奶、酸奶酪等。

二十、为了少吃盐，使用酱油代替行吗?

不行!

控盐可以采用醋、葱、姜、蒜、柠檬汁起到代替盐的作用。但是酱油不行，因为酱油的含盐量比较高。酱油中添加盐是为了调节自身的味道，也为了防止酱油腐败变质。酱油的含盐量高达18%左右，大约食用6 mL酱油就相当于吃1 g盐。

烹调时，如果真能做到用酱油替代食盐，能够控制好用量，确实不错。但事实上，按4 g盐用量换算的酱油量（约24 mL），不能满足人们对咸味的要求，所以最终的结果往往是增加了盐分摄入。

二十一、水果比蔬菜营养好吗?

错误!

实际上，大多数水果的营养价值不如日常蔬菜，有些含糖量过高，不宜多吃，也不建议用水果完全替代蔬菜。

二十二、脱水蔬菜热量一定低吗?

错误!

现在脱水蔬菜越来越受到欢迎，如脱水胡萝卜、香菇、洋葱，多种多样。这些听起来健康的小零食，其所含的营养还是有损失的。况且脱水蔬菜也并非人们想象的那样就是低热量食品，热量高不高需要看营养成分表。

二十三、蔬菜沙拉是健康膳食吗?

不是!

虽然蔬菜沙拉全是新鲜蔬菜，但是其中所加入的沙拉酱属于高脂肪、高热量的食物。即使是不加沙拉酱的纯蔬菜也会因为缺乏人体必要的脂肪以及蛋白质，造成营养失衡。

二十四、饭菜要趁热吃?

错误!

人的食管能承受的最高温度为50 ℃～60 ℃，经常趁热吃会反复损伤食管表面的黏膜，导致不正常的细胞生长和吞咽困难、疼痛，容易诱发食管病变。

二十五、吃面条比吃米饭更容易发胖吗?

有一定道理!

有时吃面食比吃米饭更容易长胖，相同重量的情况下，米饭含水更多，热量更低，通常米饭会搭配多种蔬菜、肉类；有时吃面条升糖指数相对米饭低，但是如果摄入的量大，那么面条会比米饭更容易使人发胖。

建议进食面食时搭配蔬菜、肉类或蛋类一起吃，尽量选择杂粮面等。

二十六、土鸡蛋营养价值更高吗?

不是!

鸡蛋含有优质的蛋白质，多种人体必需的氨基酸、维生素以及微量元素，并且还含有丰富的卵磷脂，有助于大脑发育。

目前市面上的鸡蛋品种丰富多样，例如：初生蛋，富硒蛋，可生食鸡蛋……其实土鸡蛋的营养价值与普通鸡蛋基本相同，只是鸡成长的环境不一样，各蛋类之间口感有一定差异而已，相比来说，正确吃鸡蛋更重要。

根据《中国健康生活方式预防心血管代谢疾病指南》提出的各人群每天吃蛋量建议，见表2－6。

表2－6　各人群每天吃鸡蛋量

人　群	吃鸡蛋建议
健康成年人	每天1个鸡蛋，每周≥3个
儿童及青少年	每天1～2个鸡蛋
产妇或术后人群	每天2～3个鸡蛋，同时保证多样性食物的摄入
老年人	每周4～5个鸡蛋
肾病综合征患者	在医生指导下摄入鸡蛋

二十七、睡前喝酒能助眠吗？

不能！

喝酒可能会缩短入睡时间，但是让人难以进入深度睡眠，更何况喝少量酒后神经处于兴奋状态，更不容易睡着；酒喝多了，容易引起胃肠道不适，如呕吐，若发生在睡眠期间则容易造成窒息。

建议：睡前不喝酒，健康养生宜选用牛奶。

二十八、全麦面包就真的好吗？

不一定！

有的商家为了使面包口感更好，加了大量的糖、油和食品添加剂。所以全麦面包不一定就好，在买之前一定先看清楚配料表。

第　三　章

儿童营养与膳食

一、儿童营养的重要性

1. 儿童营养是儿童正常生长发育和身心健康的物质基础。

2. 充足的营养有利于儿童的大脑发育。

3. 儿童营养有利于调节儿童身体的各项生理功能。

4. 儿童营养有利于保障儿童的能量提供。

二、儿童营养不良的危害

1. 生长发育受影响：儿童营养不良会导致身高、体重增长迟缓，智力发育也会受到影响，表现为学习能力差，记忆力减退等。

2. 免疫力下降：儿童营养不良会使免疫功能下降，易感染各种疾病，包括感冒、肺炎、结核病等，并可能导致严重的并发症。

3. 健康问题：儿童营养不良还会导致一些疾病，如夜盲症、贫血、口腔溃疡、佝偻病、肥胖等。

4. 影响社交活动：营养不良的儿童容易遭受排斥和歧视，对儿童的自我形象和心理健康造成消极影响。

三、儿童如何正确营养与膳食

（一）0～6 月龄婴儿正确喂养

1. 尽早开奶：为确保获得成功的纯母乳喂养，产后开奶环节非常重要。

产妇生产后 1 小时内开奶，重视尽早吸吮。初乳富含营养和免疫活性物质，有助于婴儿肠道成熟和功能发展，并提供免疫保护。新生儿出生 10～30 分钟后即具备觅食和吸吮能力，生后 30 分钟至 1 小时内的吸吮有利于建立早期母乳喂养，在生后 1 小时内让新生儿开始吸吮乳头和乳晕，不仅能尽快获得初乳，还可刺激乳头和乳晕神经感受，刺激催乳素的分泌，从而促进乳腺分泌乳汁(泌乳，俗称下奶)，这是确保母乳喂养成功的关键。

开奶过程中不用担心新生儿饥饿，可密切关注新生儿体重，体重下降只要不超过出生体重的 7% 就应坚持纯母乳喂养。

2. 纯母乳喂养：母乳是婴儿最理想的食物，应坚持 6 月龄内纯母乳喂养。从出生到 6 月龄这个阶段内，不要喂母乳以外的食物，如婴儿配方奶粉。

3. 婴儿不需要补钙：纯母乳喂养能满足婴儿骨骼生长对钙的需求，并不需额外补钙。婴儿中比较普遍的缺钙原因是维生素 D 的缺乏。维生素 D 是帮助钙吸收的重要因素，所以足量补充维生素 D 以后，不需要再去考虑补钙。

4. 每天补充维生素 D 400 IU：母乳中维生素 D 含量低，母乳喂养不能获得足量的维生素 D，阳光照射会促进皮肤中维生素 D 的合成，但鉴于养育方式的限制，阳光照射可能不是 6 月龄内婴儿获得维生素 D 的最方便途径，因此，婴儿出生后应每天补充维生素 D。

5. 回应式喂养，建立良好的生活规律：哭闹是婴儿饥饿的最晚信号，应避免婴儿哭闹后才哺喂，会增加哺喂的困难。

按需喂奶，两侧乳房交替喂养，不要强求喂奶次数和时间，特别是 3 月龄内的婴儿。随着婴儿胃肠道成熟和生长发育进展，母乳喂养应从按需喂养模式向规律喂养模式递进，婴儿饥饿是按需喂养的基础，应及时识别婴儿饥饿及饱腹信号，及时做出喂养回应，这种方式就叫作回应式喂养，宝宝发出吃奶的信号，妈妈及时发现并接收这个信号，然后做出喂奶的回应。

6. 定期测量体重和身长：

（1）定期监测体格指标，保持健康生长，身长和体重是反映婴儿喂养和营养状况的直观指标。

（2）疾病或喂养不当、营养不足会使婴儿生长缓慢或停滞，6 月龄内婴儿应每月测一次身长、体重、头围，病后恢复期可增加测量次数。

（3）婴儿生长有自身规律，过快、过慢生长都不利于儿童远期健康。婴儿生长存在个体差异，也有阶段性波动，不必相互攀比生长指标。母乳喂养儿体重增长可能低于配方奶喂养儿，这是完全正常的，只要处于正常的生长曲线轨迹，即健康的生长状态。

（二）7～24 月龄婴幼儿正确喂养

1. 继续母乳喂养，满 6 月龄起必须添加辅食，从富含铁的泥糊状食物开始

（1）婴儿满 6 月龄后继续母乳喂养到 2 岁或以上。

（2）从满 6 月龄起逐步引入各种食物，必须添加辅食，辅食添加过早或过晚都会影响健康，4 月龄前添加辅食，儿童超重肥胖及代谢性疾病风险增加，而过晚添加辅食，婴儿贫血、营养素缺乏的风险增加，有特殊需要时须在医生指导下调整辅食添加时间。

（3）首先添加肉泥、肝泥、强化铁的婴儿米粉等富含铁的泥糊状食物。

（4）可参考各月龄婴幼儿辅食推荐量，见表 3－1。

表 3－1　各月龄婴幼儿辅食推荐量

7～12 月龄婴儿辅食推荐量	13～24 月龄幼儿辅食推荐量
继续母乳喂养，母乳 500～700 mL	继续母乳喂养，母乳 400～600 mL
谷物类：20～75 g	谷物类：50～100 g
蔬菜、水果类：各 25～100 g	蔬菜、水果类：各 50～150 g
蛋类：15～50 g，至少一个蛋黄	蛋类：25～50 g
肉禽鱼类：25～75 g	肉禽鱼类：50～75 g
油：0～10 g	油：5～15 g
盐：不建议额外添加	盐：0～1.5 g

（5）7～24 月龄婴幼儿一日膳食举例，见表 3－2。

2. 及时引入多样化食物，重视动物性食物的添加，尽量少加糖、盐，油脂适当，保持食物原味。

表 3-2　7～24 月龄婴幼儿一日膳食举例

餐次	时间	饮食内容
早餐	7:00	母乳，可逐渐引入其他食物，鼓励幼儿尝试家庭早餐
上午点心	10:00	母乳，可逐渐引入水果或其他点心
午餐	12:00	从泥糊状开始，逐渐增稠、增粗，食物多样化，鼓励幼儿尝试家庭膳食
下午点心	15:00	母乳，可逐渐引入水果或其他点心
晚餐	18:00	从泥糊状开始，逐渐增稠、增粗，食物多样化，鼓励幼儿尝试家庭膳食
睡前点心	21:00	母乳
逐渐减少母乳喂养次数，从刚开始每天 5～7 次，减少到 1 岁时每天不超过 4 次。		

（1）每次只引入一种新的食物，逐步达到食物多样化，不盲目回避易过敏食物，1 岁内适时引入各种食物。从泥糊状食物开始，逐渐过渡到固体食物，逐渐增加辅食频次和进食量。

（2）不同食物提供不同的营养素。

1）主食：包括谷物和薯类，如婴儿米粉、大米、小麦、薯类、马铃薯等，主要提供碳水化合物和能量。

2）动物性食物：如蛋、肉、禽、鱼等，提供能量、蛋白质、铁、锌、各种维生素。

3）奶制品：如牛奶、奶酪和酸奶，提供钙、蛋白质、能量和 B 族维生素。

4）橙色水果和蔬菜：富含胡萝卜素、维生素 C。

（3）婴幼儿辅食应单独制作，保持食物原味，尽量少加糖、盐及各种调味品，辅食应含有适量油脂，而 1 岁以后逐渐尝试淡口味的家庭膳食。

3. 提倡回应式喂养，鼓励但不强迫进食。

（1）进餐时父母或喂养者与婴幼儿应有充分的交流，识别其饥饱信号，并及时回应。

（2）耐心喂养，鼓励进食，但绝不强迫喂养，鼓励并协助婴幼儿自主进食。

（3）培养进餐兴趣，进餐时不看电视，不玩玩具。

（4）每次进餐时间不超过 20 分钟。

（5）父母或喂养者应保持自身良好的进餐习惯，成为婴幼儿的榜样。

4. 注重饮食卫生和进食安全。

（1）选择安全、优质、新鲜的食材。

（2）制作过程始终保持清洁卫生，生熟分开。

（3）不吃剩饭，妥善保存和处理剩余食物，防止进食意外。

（4）饭前洗手，进食时应有成人看护，并注意进食环境安全。

5. 定期监测体格指标，追求健康生长。

（1）体重、身长、头围等是反映婴幼儿营养状况的直观指标。

（2）每 3 个月测量一次身长、体重、头围等体格生长指标。

（3）鼓励婴幼儿爬行、自由活动。

（三）学龄前期儿童正确膳食

1. 食物多样，规律就餐，自主进食，培养健康饮食行为。

（1）学习食物营养相关知识。

（2）认识食物，了解食物与环境对健康的影响。

（3）合理搭配食物，每天摄入 12 种以上食物，每周 25 种以上。

（4）参与食物的选择与制作，会阅读食物标签，传承我国优秀饮食文化。

（5）家庭、学校和社会共同开展饮食教育，构建健康食物环境。

2. 每天饮奶，足量饮水，合理选择零食。

（1）奶类是钙的最佳食物来源，钙含量高、吸收利用好，鼓励天天饮奶和进食各类奶制品，建议每天饮奶量 350～500 mL 或相当量奶制品。

（2）学龄前儿童新陈代谢旺盛，活动量较大，水分是必不可少的，建议每天饮水量：2～3 岁 600～700 mL，4～5 岁 700～800 mL。

（3）饮白开水为佳，少量多次饮用（上午、下午各 2～3 次），不宜在进餐前大量饮水，避免饮含糖饮料。

（4）应选择清洁卫生、营养丰富的食物作为零食，考虑尽量选择正餐不容易包含的一些食物，如新鲜蔬菜、水果、坚果、奶及奶制品、大豆及其制品等。

（5）可在两餐之间吃适量的零食，油炸、含盐高或含添加糖高的食品不宜做零食，更不能代替正餐。

3. 合理烹调，少调料少油炸：多用蒸、煮、炖、煨等烹饪方法，少用油炸、烤、煎的烹饪方法。

4. 参与食物选择与制作，增进对食物的认知和喜爱。

（1）从小培养儿童清淡口味，让儿童首先感受到食物的自然味道，形成终生健康饮食习惯。

（2）儿童膳食应保持食物原汁原味，不过咸、过油、过甜及辛辣，少用或不用调味品。

（3）可选天然、新鲜香料和新鲜蔬果汁调味。

5. 经常户外活动，定期体格测量，保障健康成长。

（1）正确认识体型，保证体重适宜增长。

（2）不偏食、不过度节食、不暴饮暴食。

（3）通过合理膳食和适宜身体活动预防营养不良和超重肥胖。

第 四 章

糖尿病患者营养与膳食

一、糖尿病患者营养的重要性

1. 提供符合生理需要的均衡营养膳食，改善健康状况，提高生活质量。

2. 控制高血糖，防止低血糖，预防酮症酸中毒等并发症的发生，对于1型糖尿病患者需要配合胰岛素治疗。

3. 对于2型糖尿病患者，医学营养治疗有利于减轻体重，改善腹围，改善糖、脂肪代谢紊乱，并且可以减少降血糖药物的使用剂量，有利于控制血糖，减轻症状，减少并发症的发生。

二、糖尿病患者营养不良的危害

1. 免疫力下降，容易出现并发症：人体的免疫系统需要足够的营养才能正常运作，营养不良的糖尿病患者更容易患病，尤其是呼吸道和泌尿道感染。同时营养不良会削弱免疫细胞的功能，使伤口愈合时间延长，容易出现感染和并发症。

另外，糖尿病是一个代谢性疾病，免疫力的下降会进一步加剧疾病的恶化，可能出现血糖控制困难、并发症发展加快的情况。

2. 增加心血管疾病的风险：糖尿病患者营养不良时，容易刺激体内炎症。炎症反应的增强会促进动脉粥样硬化斑块的形成和破裂，加重心血管疾病的发展。

糖尿病患者出现营养不良后，容易出现血脂异常、高血压和动脉硬化等问题。这些都是心血管疾病的主要诱因，可能导致心脏病、脑卒中和其他心脑血管并发症的发生。

3. 神经病变：营养不良是糖尿病患者神经病变的一大推手，会导致糖尿病患者蛋白质摄入不足。蛋白质是神经细胞的重要组成部分，营养不良引起的蛋白质摄入不足，会导致神经细胞功能紊乱，甚至发生退行性改变，加速神经病变的进展。这时患者可能出现疼痛、麻木、感觉异常和运动障碍等症状，严重影响生活质量。

三、糖尿病患者如何正确营养与膳食

（一）饮食治疗的原则

合理控制、摄入总热量；定时定量进餐、称重饮食；少量多餐、每天3～6餐；减少精制碳水化合物和含糖饮料摄入，提倡低血糖负荷的食物；平衡膳食、营养摄入均衡。

（二）饮食指导“三部曲”

1. 确定每天饮食的总热量

（1）计算理想体重：理想体重（kg）= 身高（cm）-105

（2）根据实际体重估算体型，见表4-1。

表4-1　体重体型对照表

体　型	指　标
肥胖	超过理想体重20%
正常	理想体重上下10%
消瘦	低于理想体重20%

（3）根据体型和劳动强度算出每千克理想体重所需热量，每天所需要的总热量=理想体重×每千克体重需要的热量。不同体型和劳动强度每天所需热量不同，见表4-2。

2. 计算每天所需的食物交换份

凡能产生90 kcal热量的食物，即为1个食物交换份，同种类食物可以互换，不

表4-2 不同体型和劳动强度每天所需热量

劳动强度	举 例	kcal/(kg·d)		
		消瘦	正常	肥胖
卧床休息		20~25	15~20	15
轻体力劳动	办公室职员，老师，售货员，钟表修理工	35	30	20~25
中体力劳动	学生，司机，电工，外科医生	40	35	30
重体力劳动	农民，建筑工，搬运工，伐木工，冶炼工，舞蹈家	45	40	35

同类食物不能互换，如果是1200 kcal就是14个交换份，见表4-3、表4-4、表4-5、表4-6、表4-7、表4-8、表4-9。

表4-3 根据总热量计算每天所需食物交换份

总热量/kcal	食物交换份/个	主食/份	蔬菜类/份	鱼肉类/份	乳类/份	水果类/份	油脂类/份
1000	12	6	1	2	2	0	1
1200	14.5	7	1	3	2	0	1.5
1400	16.5	9	1	3	2	0	1.5
1600	18.5	9	1	4	2	1	1.5
1800	21	11	1	4	2	1	2
2000	23.5	13	1	4.5	2	1	2
2200	25.5	15	1	4.5	2	1	2
2400	28	17	1	5	2	1	2

表4-4 常见主食类食物

食物名称	重量（生）/g	碳水化合物/g	蛋白质/g	脂肪/g	热量/kcal	交换份/个
大米	25	19	2	0.5	90	1
小米	25	19	2	0.5	90	1
黑米	25	18	2	0.5	90	1

续表

食物名称	重量（生）/g	碳水化合物/g	蛋白质/g	脂肪/g	热量/kcal	交换份/个
糙米	25	19	2	0.5	90	1
玉米	25	19	2	0.5	90	1
绿豆	25	19	2	0.5	90	1
银耳	25	19	2	0.5	90	1
饼干	25	19	2	0.5	90	1
面粉	25	19	2	0.5	90	1
粉条	25	19	2	0.5	90	1
藕粉	25	19	2	0.5	90	1
切面	25	19	2	0.5	90	1
馒头	35	19	2	0.5	90	1
咸面包	37.5	19	2	0.5	90	1
马铃薯	125	19	2	0.5	90	1
山药	125	19	2	0.5	90	1
芋头	80	19	1.2	0.2	90	1
红薯	100	19	1.5	0.2	90	1
南瓜	100	19	2	0.2	90	1

表4－5　常见蔬菜类食物

食物名称	重量（生）/g	碳水化合物/g	蛋白质/g	热量/kcal	交换份/个
青菜	500	15	5	80	1
花菜	500	15	5	80	1
芹菜	500	15	5	80	1
西葫芦	500	15	5	80	1
韭菜	500	15	5	80	1
鲜蘑菇	500	15	5	80	1
木耳	300	18	4.5	80	1

续表

食物名称	重量（生）/g	碳水化合物/g	蛋白质/g	热量/kcal	交换份/个
绿豆芽	500	15	5	80	1
大白菜	500	15	5	80	1
黄瓜	500	15	5	80	1
苦瓜	500	15	5	80	1
茄子	500	15	5	80	1
卷心菜	350	16	5	80	1
番茄	500	15	5	80	1
白萝卜	350	15	5	80	1
丝瓜	350	15	5	80	1
甜椒	350	15	5	80	1
四季豆	250	15	5	80	1
蒜苗	200	15	5	80	1
胡萝卜	200	15	5	80	1
豌豆	100	15	5	80	1
鲜扁豆	250	15	5	80	1
鲜豇豆	250	15	5	80	1
紫菜	32	1. 3	2. 5	80	1
芦笋	400	15	9	80	1
干腐竹	20	2	11	80	1

表 4-6　常见水果类食物

食物名称	重量/g	碳水化合物/g	蛋白质/g	热量/kcal	交换份/个
西瓜	750	21	1	90	1
草莓	300	21	1	90	1
梨	250	21	1	90	1
橘子	250	21	1	90	1
橙子	200	21	1	90	1

续表

食物名称	重量/g	碳水化合物/g	蛋白质/g	热量/kcal	交换份/个
菠萝	200	21	1	90	1
猕猴桃	200	21	1	90	1
李子	200	21	1	90	1
桃子	200	21	1	90	1
苹果	200	21	1	90	1
樱桃	200	21	2	90	1
木瓜	300	21	1	90	1
山楂	100	18	0. 5	90	1
鲜枣	72	22	0. 8	90	1

表 4-7 常见鱼肉类食物

食物名称	重量/g	脂肪/g	蛋白质/g	热量/kcal	交换份/个
瘦肉	20	5	9	80	1
半肥半瘦猪肉	25	5	9	80	1
瘦猪肉、牛肉、羊肉	50	5	9	80	1
排骨	50	5	9	80	1
鸭肉	50	5	9	80	1
鹅肉	50	5	9	80	1
兔肉	100	5	9	80	1
鸡翅	50	5	9	80	1
熟酱牛肉、熟酱鸭	35	5	9	80	1
鸡蛋、鸭蛋	60	5	9	80	1
鹌鹑蛋（6 个带壳）	60	5	9	80	1
带鱼	80	5	9	80	1
草鱼、鲤鱼、甲鱼、比目鱼	80	5	9	80	1

续表

食物名称	重量/g	脂肪/g	蛋白质/g	热量/kcal	交换份/个
大黄鱼、鳝鱼、黑鲢、鲫鱼	100	5	9	80	1
虾、青虾、鲜贝	100	5	9	80	1
牡蛎	160	2.4	18	80	1
三文鱼	38	4.2	10	80	1

表 4-8　常见奶类食物

食物名称	重量/g	碳水化合物/g	蛋白质/g	脂肪/g	热量/kcal	交换份/个
牛乳	167	6	4	5	90	1
全脂牛奶粉	18	6	4	5	90	1
酸奶	125	6	4	5	90	1
牛奶、酸牛奶、羊奶	125	6	4	5	90	1

表 4-9　常见油脂类食物

食物名称	重量/g	脂肪/g	热量/kcal	交换份/个
食用油	10（1 勺）	9	80	1
瓜　子	25	9	80	1
花生（鲜）	28	9	80	1
腰果（熟）	15	9	80	1
核桃	15	9	80	1
杏仁	15	9	80	1
开心果（熟）	14	9	80	1
夏威夷果	12	8	80	1
榛子	15	9	80	1
松子	14	9	80	1

3. 合理分配一日三餐

（1）少食多餐，一日至少要保证三餐。

（2）在体力活动量稳定的情况下，饮食要做到定时、定量。

（3）生活要有规律，赴宴就餐时应该有选择地进食，且摄入量不要超过自己的控制标准。

（4）口服降糖药或注射胰岛素的患者，除3次正餐外，应有2～3次加餐。

加餐时间：上午9～10时，下午3～4时，晚上睡前1小时。

加餐的食物选择：①由正餐中匀出约25 g主食作为加餐食品；②选用低糖蔬菜，如黄瓜或番茄，每天一个作为加餐。

（三）饮食注意事项

1. 多摄入膳食纤维：含纤维素较多的食物有绿豆、海带、荞麦面、玉米面、芹菜、菠菜等。

2. 每天进食大豆类食物：大豆是植物性蛋白的来源，含不饱和脂肪酸、磷脂、豆固醇、丰富的无机盐、微量元素及B族维生素，对降低血中胆固醇有利。

3. 选择单不饱和脂肪酸和ω－3多不饱和脂肪酸：如鱼油、部分坚果及种子，有助于降低血糖和血脂，可适当增加摄入，尽量限制饱和脂肪酸、反式脂肪酸的摄入量。

（四）如何正确选择水果

1. 血糖控制比较理想（空腹血糖<7 mmol/L、餐后2小时血糖<10 mmol/L、糖化血红蛋白<7.5%），且不经常出现高血糖或低血糖可以进食水果；合并其他疾病的患者，血糖控制在目标范围内也可适当进食水果，可参考患者血糖控制目标分层，见表4－10。

表4－10　患者血糖控制目标分层

严格控制	空腹/餐前血糖：4.4～6.1 mmol/L 餐后2小时/随机血糖：6.1～7.8 mmol/L 糖化血红蛋白<7.0%	院外病情稳定带瘤生存的患者，新诊断、非老年、无并发症及伴发其他疾病的住院内科患者，降血糖治疗后无低血糖发生风险患者，精细手术（如整形、眼科）患者
一般控制	空腹/餐前血糖：6.1～7.8 mmol/L 餐后2小时/随机血糖：7.8～10.0 mmol/L 糖化血红蛋白7.0%～8.0%	心脑血管高危人群伴有稳定的心脑血管疾病患者，糖皮质激素治疗、放疗、化疗、靶向治疗、免疫治疗的患者，大中小手术、器官移植手术、外科ICU患者

续表

宽松控制	空腹/餐前血糖：7.8～10.0 mmol/L 餐后2小时/随机血糖：10.0～13.9 mmol/L 糖化血红蛋白8.0%～9.0%	心脑血管疾病入院患者，中重度肝肾功能不全患者，75岁以上老年人，低血糖高危人群，胃肠内或肠外营养患者，内科ICU患者，精神或智力障碍患者

2. 看血糖生成指数（GI）和血糖负荷（GL）

（1）推荐食用：西瓜、苹果、草莓、李子、樱桃、柚子、香瓜、葡萄、橙子、桃子、柑橘、猕猴桃。

（2）不推荐食用：熟香蕉、山楂、葡萄干、鲜枣、杏干、榴莲。

3. 控制量：每天吃200 g左右，相当于自己拳头大小的水果（图4－1），最好分次食用，如上午吃100 g左右，下午吃100 g左右。

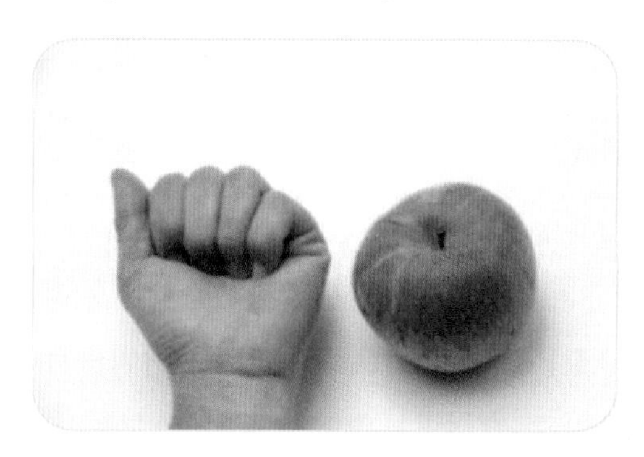

图4－1 吃拳头大小的水果

4. 减少主食量：若吃了水果，应减少相应主食量，进而保证一天摄入的总能量不变。如200 g苹果含有90 kcal热量，进食后可减少约25 g主食。

5. 吃水果最佳时间：水果在两餐之间或睡前吃，不能立刻在餐后吃，否则会使血糖水平更高。

上午9:00～10:00，早餐与午餐之间；下午3:00～4:00，午餐与晚餐之间；晚上9:00～10:00，进食少量水果，有助于控制血糖波动，预防低血糖的发生。

6. 寻找适合自己的水果，监测血糖

（1）个体不同，对血糖的反应有所不同。

（2）吃水果后1小时测血糖，血糖相差小于2 mmol/L，说明种类、量比较适合；大于2 mmol/L，则需调整量或品种。

7. 水果不要榨汁喝

（1）水果榨汁后，膳食纤维、维生素等营养素会丢失。

（2）榨汁后升糖速度更快。

（3）老年人可以选择自制果泥等方式进食水果。

（五）常见食谱举例

1. 1300～1400 kcal 一周食谱举例

周一

早餐　纯牛奶 250 mL

蒸饺 50 g

鸡蛋 1 个

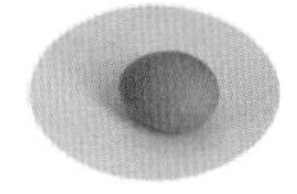

蔬菜少许

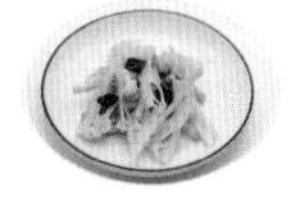

中餐　杂粮饭 75 g

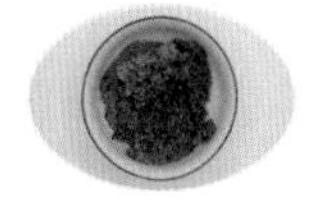

清蒸鲈鱼 100 g

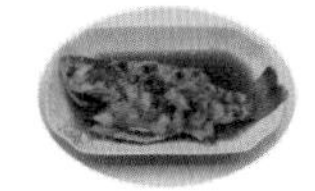

卷心菜炒木耳 150 g

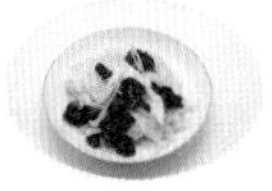

西蓝花 100 g

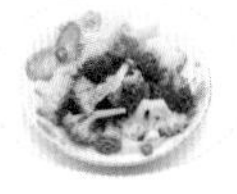

晚餐　杂粮饭 75 g

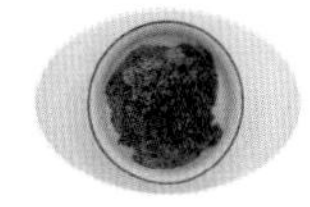

荷兰豆炒虾仁（荷兰豆 100 g、虾仁 100 g）

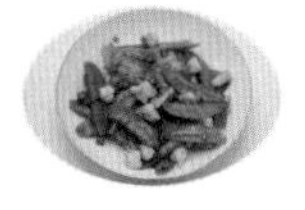

蒜蓉娃娃菜 150 g

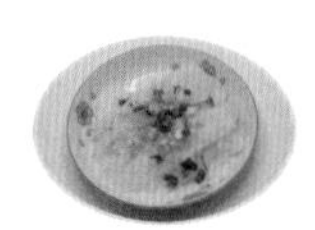

周二

早餐　豆浆 300 mL

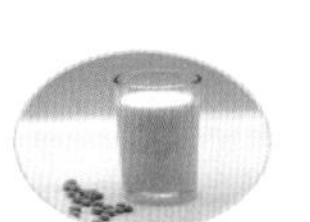

肉饼 50 g

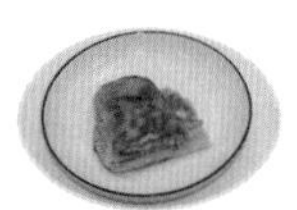

鸡蛋 1 个

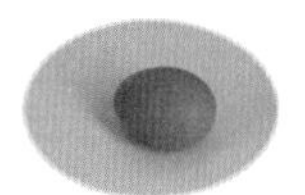

蔬菜少许

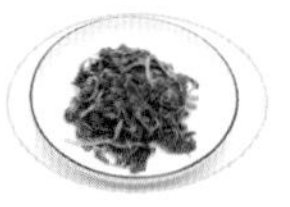

午餐　杂粮饭 75 g

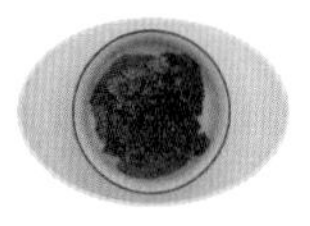

水煮牛肉（牛肉 75 g 、豆芽 100 g）

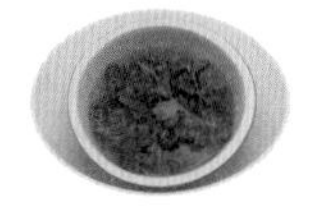

醋熘卷心菜 150 g

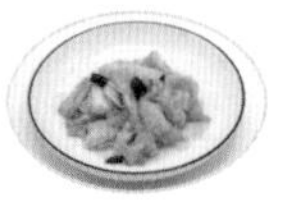

晚餐　杂粮饭 75 g

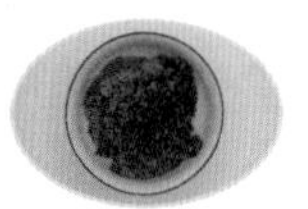

红烧排骨 100 g

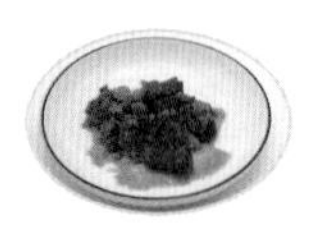

烧茄子 75 g

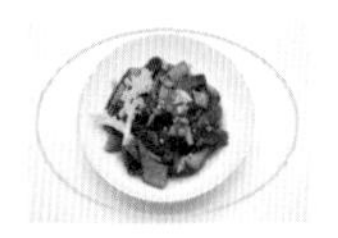

凉拌黄瓜 100 g

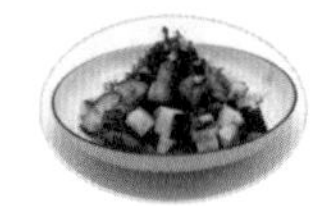

周三

早餐　青椒鸡蛋面（荞麦面条 50 g、鸡蛋 1 个、青椒 100 g）

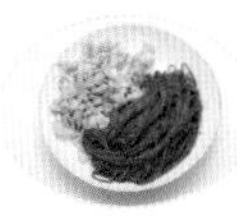

甜玉米 50 g

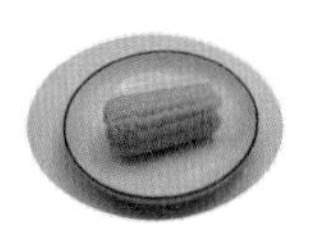

午餐　杂粮饭 75 g

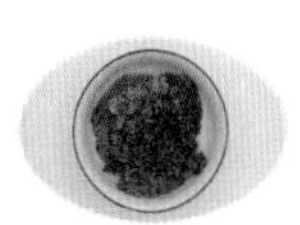

红烧带鱼 100 g

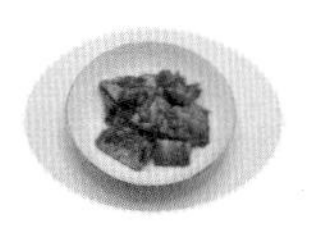

香菇青菜 150 g

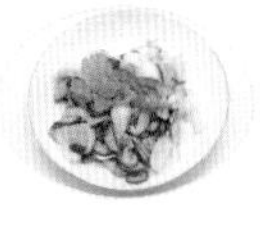

清炒西葫芦 100 g

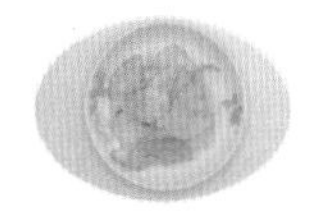

晚餐　杂粮饭 75 g

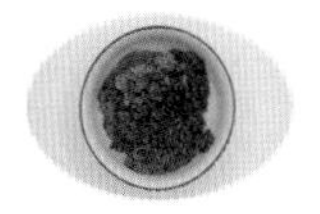

四季豆炒五花肉（四季豆 100 g、五花肉 75 g）

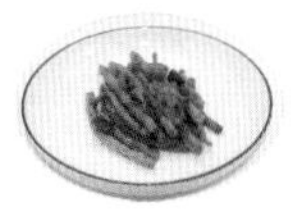

丝瓜汤（丝瓜 150 g）

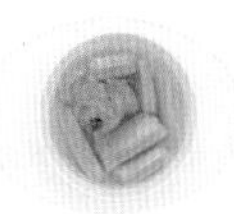

周四

早餐　纯牛奶 250 mL

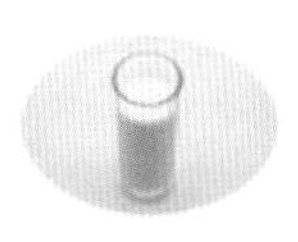

蒸饺 50 g

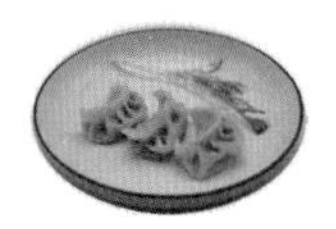

鸡蛋 1 个

蔬菜少许

午餐　杂粮饭 75 g

青椒肉丝（青椒 100 g、肉丝 100 g）

蚝油菜心 150 g

晚餐　杂粮饭 75 g

番茄炒鸡蛋（鸡蛋 1 个、番茄 100 g）

白菜豆腐汤（白菜 150 g、豆腐 100 g）

周五

早餐　豆浆 300 mL

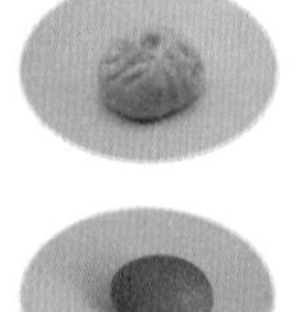

肉包 50 g

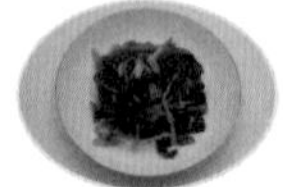

鸡蛋 1 个

蔬菜少许

午餐　杂粮饭 75 g

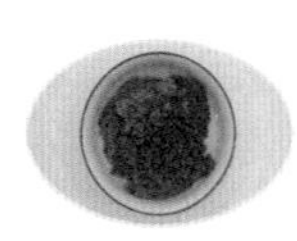

白灼虾 100 g

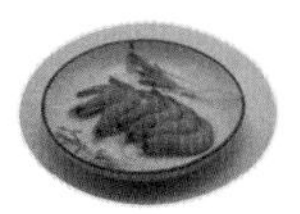

清炒油菜尖 150 g

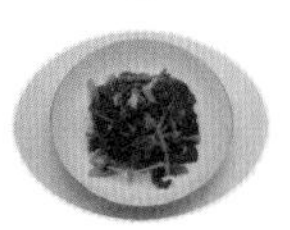

烧椒茄子 100 g

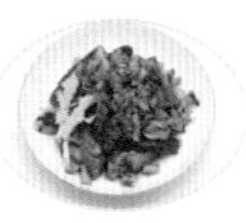

晚餐　杂粮饭 75 g

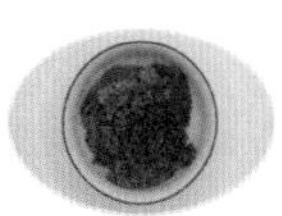

香干炒肉（香干、猪肉各 50 g）

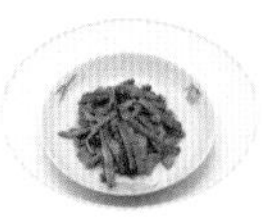

清炒儿菜 100 g

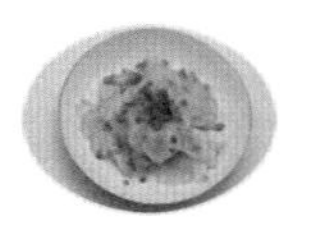

油麦菜 100 g

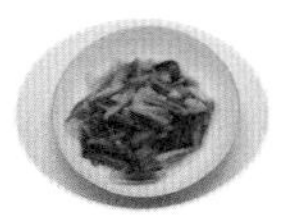

周六

早餐　番茄鸡蛋面（荞麦面条 50 g、鸡蛋 1 个、番茄 100 g）

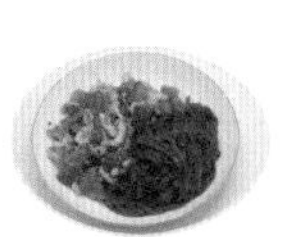

红薯 50 g

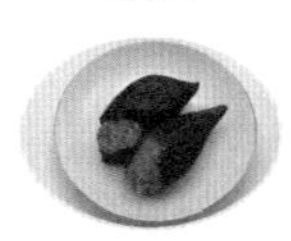

午餐　杂粮饭 75 g

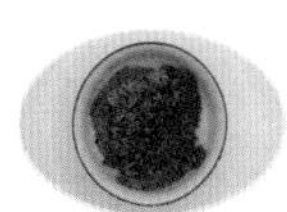

香菜牛肉（香菜 100 g、牛肉 100 g）

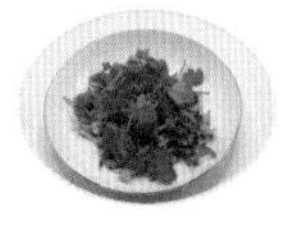

蒜蓉娃娃菜 150 g

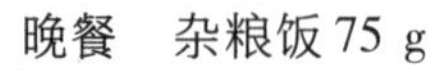

晚餐　杂粮饭 75 g

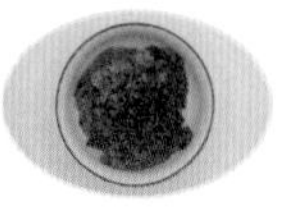

鳕鱼鸡蛋羹（鳕鱼 50 g、鸡蛋 1 个）

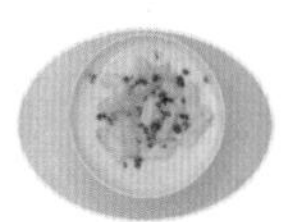

西蓝花 100 g

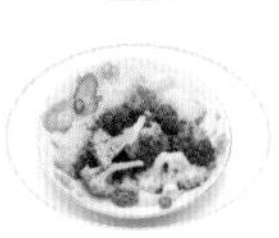

黄花菜炒木耳 100 g

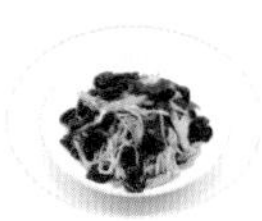

周日

早餐　豆浆 300 mL

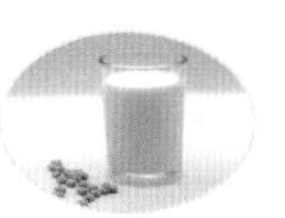

肉饼 50 g

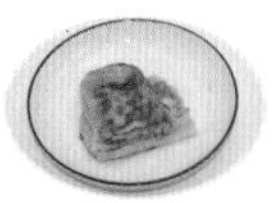

鸡蛋 1 个

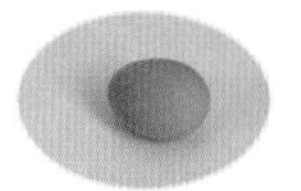

蔬菜少许

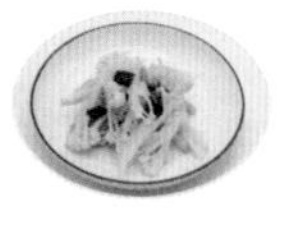

午餐　杂粮饭 75 g

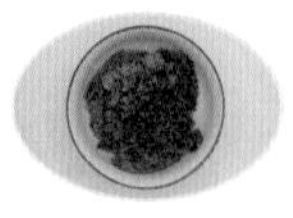

番茄牛肉丸（番茄 100 g、牛肉 100 g）

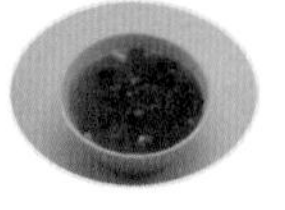

莴笋片炒胡萝卜 150 g

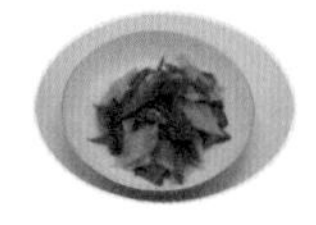

晚餐　杂粮饭 75 g

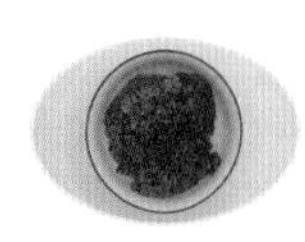

葱椒鸡胸肉 100 g

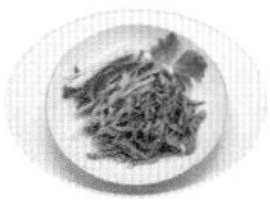

凉拌菠菜 150 g

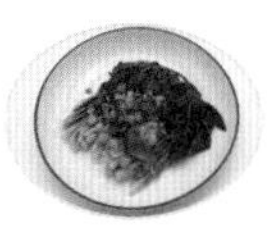

清炒苦瓜 100 g

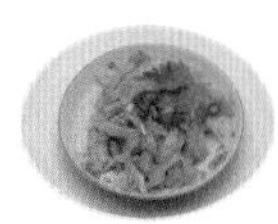

2. 1500～1600 kcal 一周食谱举例

周一

早餐　纯牛奶 250 mL

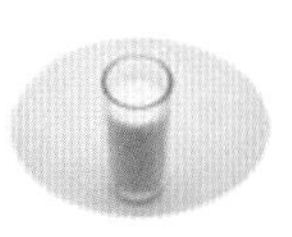

蒸饺 75 g

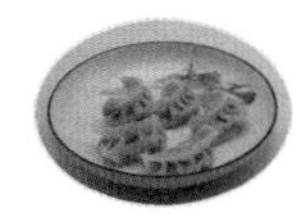

鸡蛋 1 个

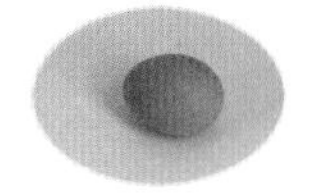

蔬菜少许

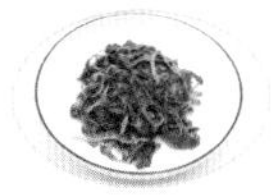

午餐　杂粮饭 100 g

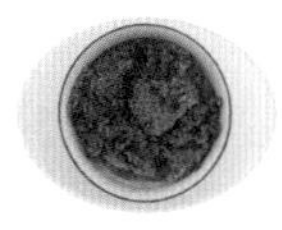

清蒸鲈鱼 100 g

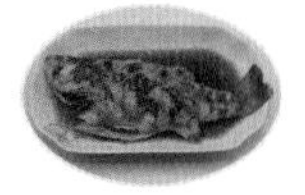

卷心菜炒木耳 150 g

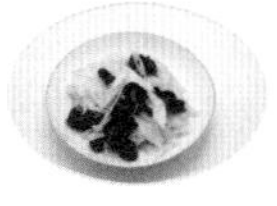

西蓝花 100 g

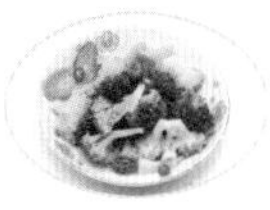

晚餐　杂粮饭 100 g

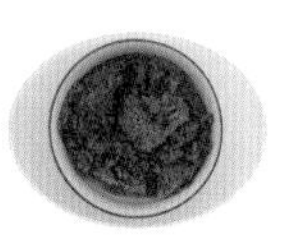

荷兰豆炒虾仁（荷兰豆 100 g、虾仁 100 g）

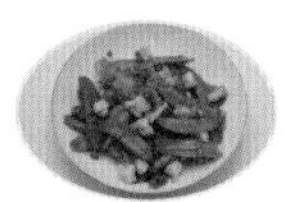

蒜蓉娃娃菜 150 g

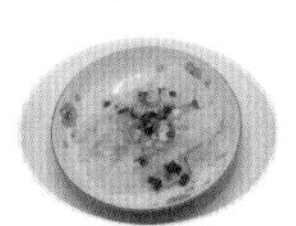

周二

早餐　豆浆 300 mL

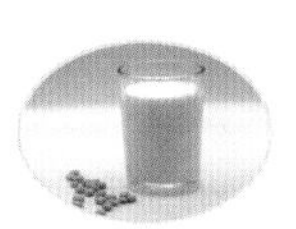

肉饼 75 g

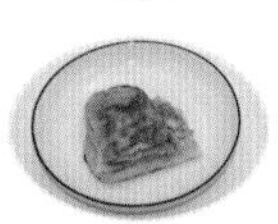

鸡蛋 1 个

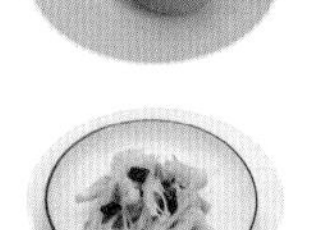

蔬菜少许

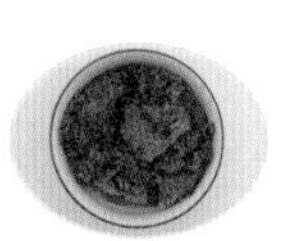

午餐　杂粮饭 100 g

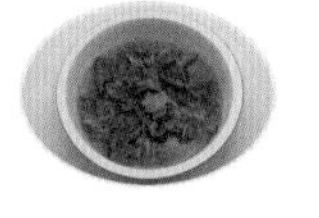

水煮牛肉（牛肉 75 g 、豆芽 100 g）

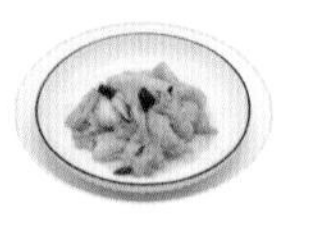

醋熘卷心菜 150 g

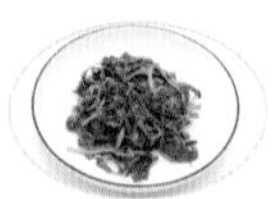

晚餐　杂粮饭 100 g

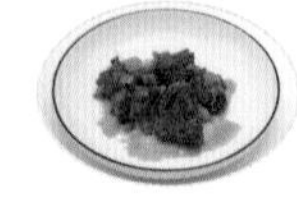

红烧排骨 100 g

烧茄子 75 g

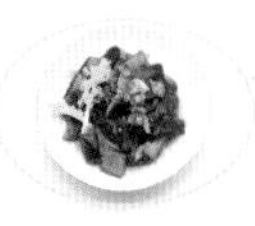

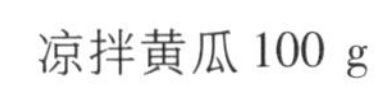

凉拌黄瓜 100 g

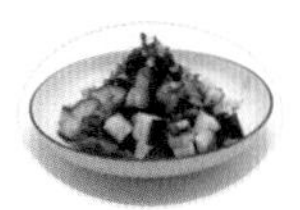

周三

早餐　青椒鸡蛋面（荞麦面条 75 g、鸡蛋 1 个、青椒 150 g）

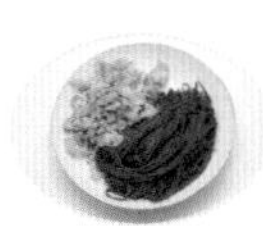

甜玉米 50 g

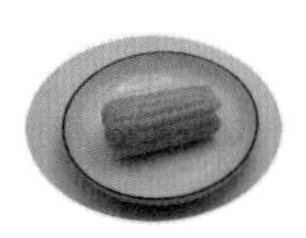

午餐　杂粮饭 100 g

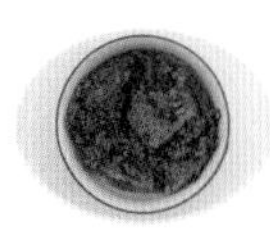

红烧带鱼 100 g

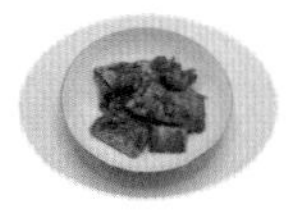

香菇青菜 150 g

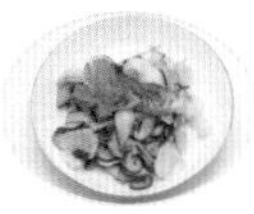

清炒西葫芦 100 g

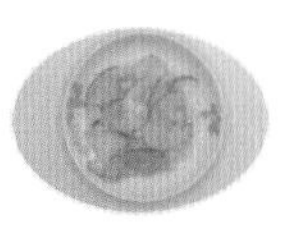

晚餐　杂粮饭 100 g

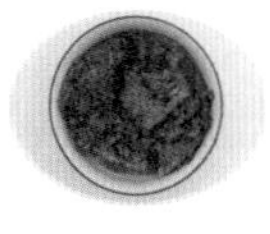

四季豆炒五花肉（四季豆 100 g、五花肉 75 g）

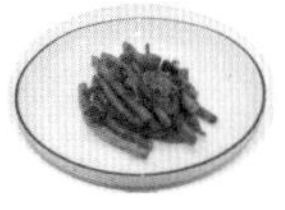

丝瓜汤（丝瓜 150 g）

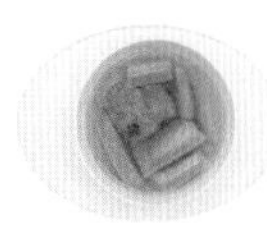

周四

早餐　纯牛奶 250 mL

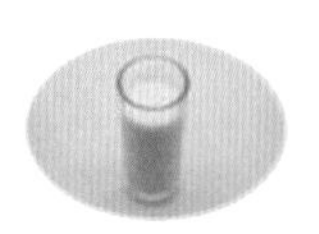

蒸饺 75 g

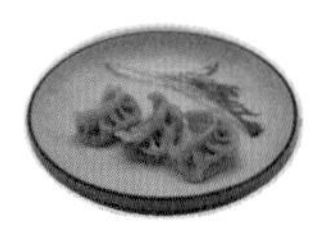

鸡蛋 1 个

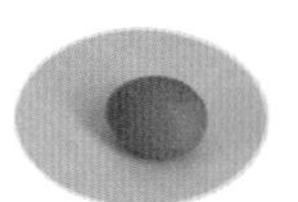

蔬菜少许

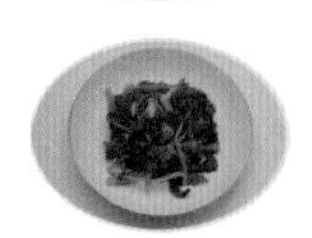

午餐　杂粮饭 100 g

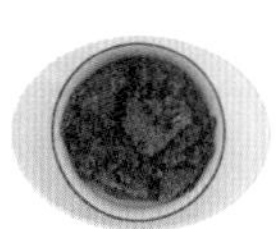

青椒肉丝（青椒 100 g、肉丝 100 g）

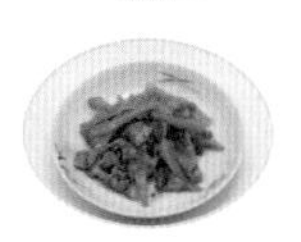

蚝油菜心 150 g

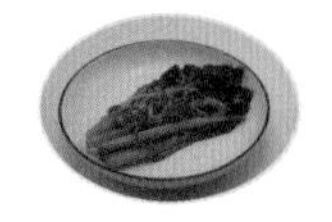

晚餐　杂粮饭 100 g

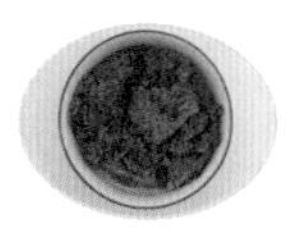

番茄炒鸡蛋（鸡蛋 1 个、番茄 100 g）

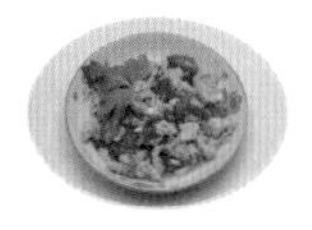

白菜豆腐汤（白菜 150 g、豆腐 100 g）

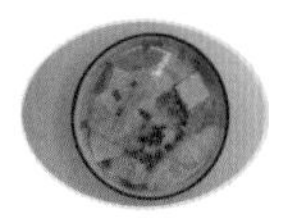

周五

早餐　豆浆 300 mL

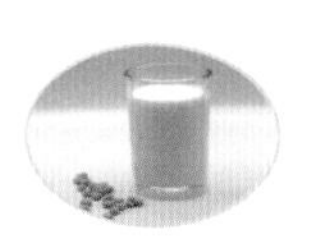

肉包 75 g

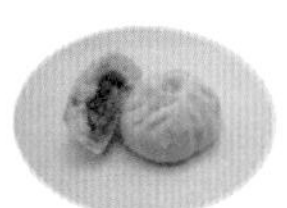

鸡蛋 1 个

蔬菜少许

午餐　杂粮饭 100 g

白灼虾 100 g

清炒油菜尖 150 g

烧椒茄子 100 g

晚餐　杂粮饭 100 g

香干炒肉（香干、猪肉各 50 g）

清炒西葫芦 100 g

油麦菜 100 g

周六

早餐　番茄鸡蛋面（荞麦面条 75 g、鸡蛋 1 个、番茄 150 g）

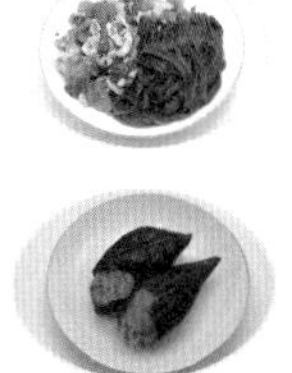

红薯 50 g

午餐　杂粮饭 100 g

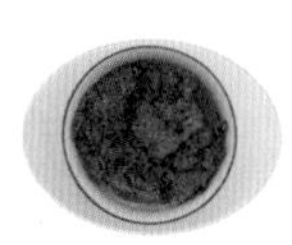

香菜牛肉（香菜 100 g、牛肉 100 g）

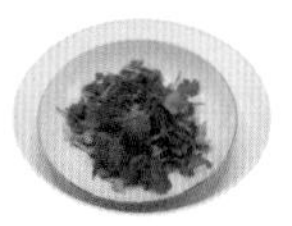

蒜蓉娃娃菜 150 g

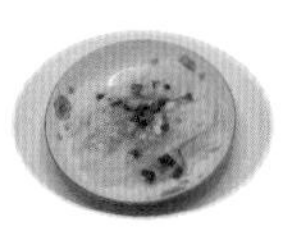

晚餐　杂粮饭 100 g

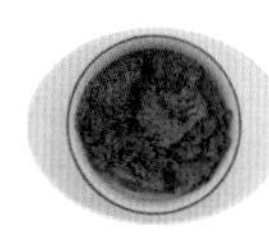

鳕鱼鸡蛋羹（鳕鱼 50 g、鸡蛋 1 个）

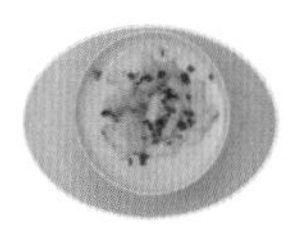

西蓝花 100 g

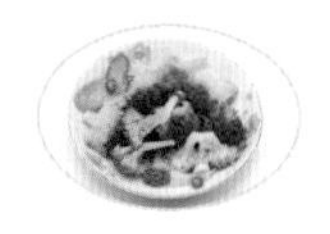

黄花菜炒木耳 100 g

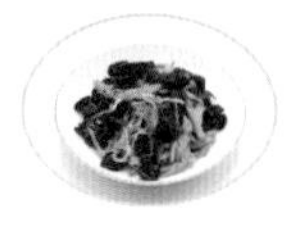

周日

早餐　豆浆 300 mL

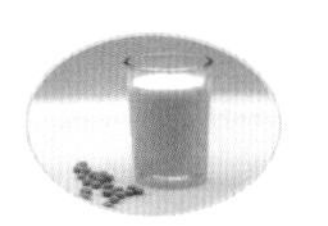

肉饼 75 g

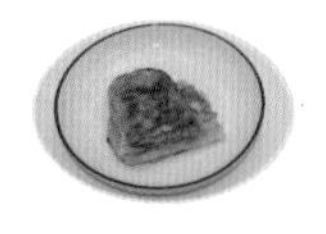

鸡蛋 1 个

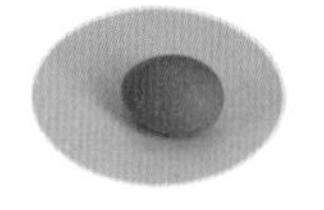

蔬菜少许

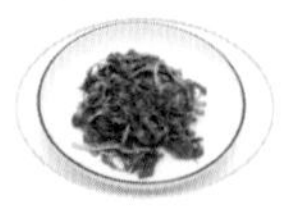

午餐　杂粮饭 100 g

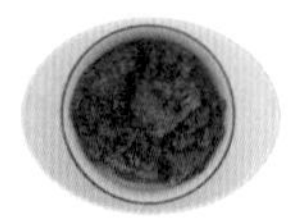

番茄牛肉丸（番茄 100 g、牛肉 100 g）

莴笋片炒胡萝卜 150 g

晚餐　杂粮饭 100 g

葱椒鸡胸肉 100 g

凉拌菠菜 150 g

清炒苦瓜 100 g

3. 1700～1800 kcal 一周食谱举例

周一

早餐　纯牛奶 250 mL

蒸饺 100 g

鸡蛋 1 个

蔬菜少许

午餐　杂粮饭 125 g

清蒸鲈鱼 100 g

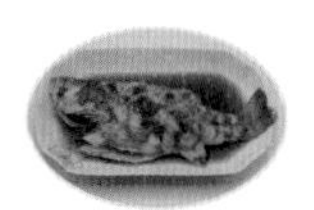

卷心菜炒木耳 150 g

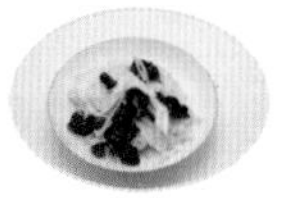

西蓝花 100 g

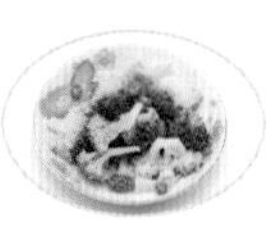

晚餐　杂粮饭 125 g

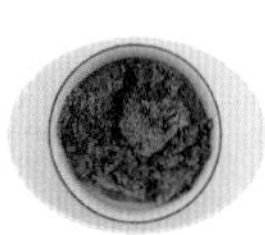

荷兰豆炒虾仁（荷兰豆 100 g、虾仁 100 g）

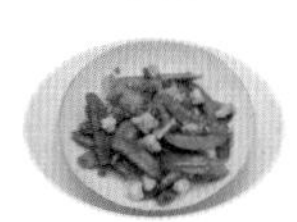

蒜蓉娃娃菜 150 g

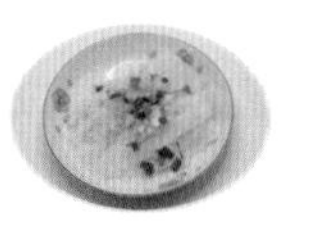

周二

早餐　豆浆 300 mL

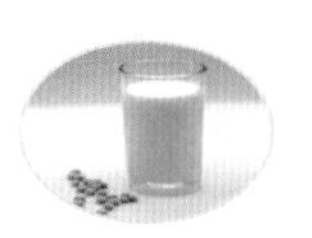

肉饼 100 g

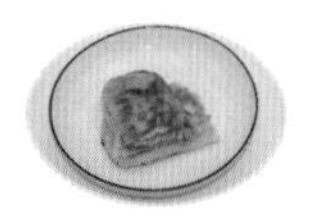

鸡蛋 1 个

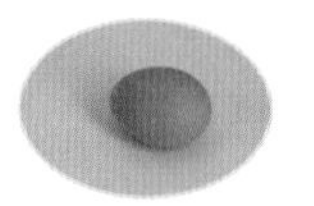

午餐　杂粮饭 125 g

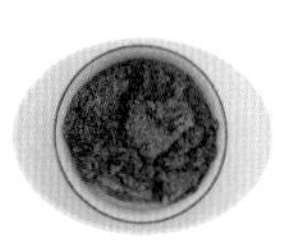

水煮牛肉（牛肉 75 g 、豆芽 100 g）

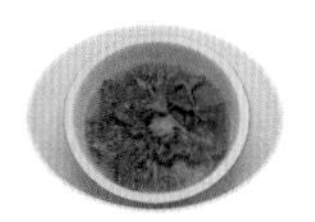

醋熘卷心菜 150 g

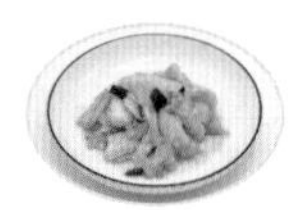

晚餐　杂粮饭 125 g

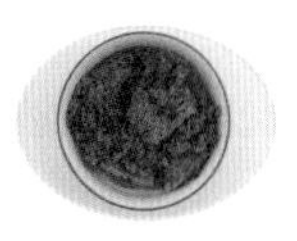

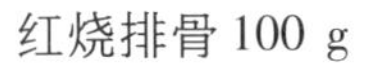

红烧排骨 100 g

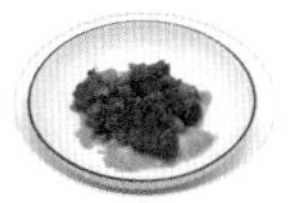

烧茄子 75 g

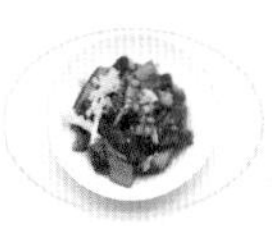

凉拌黄瓜 100 g

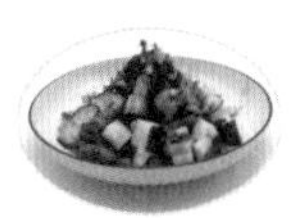

周三

早餐　青椒鸡蛋面（荞麦面条 100 g、鸡蛋 1 个、青椒 100 g）

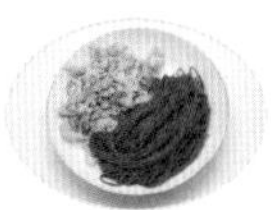

甜玉米 50 g

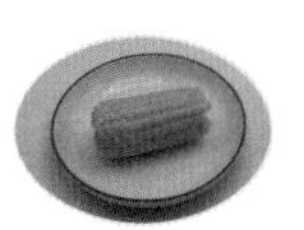

午餐　杂粮饭 125 g

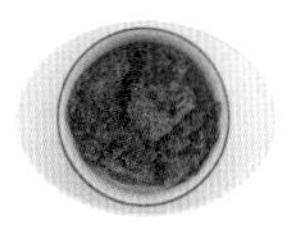

红烧带鱼 100 g

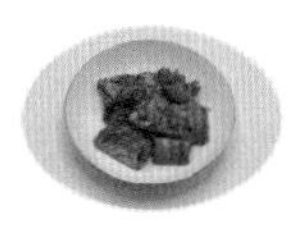

香菇青菜 150 g

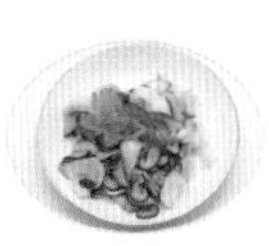

清炒西葫芦 100 g

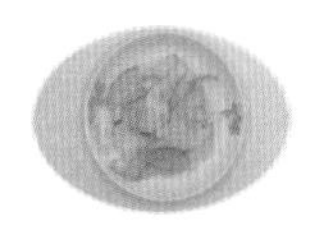

晚餐　杂粮饭 125 g

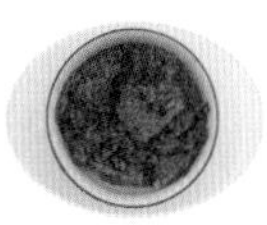

四季豆炒五花肉（四季豆 100 g、五花肉 75 g）

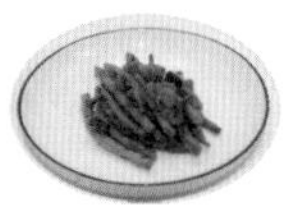

丝瓜汤（丝瓜 150 g）

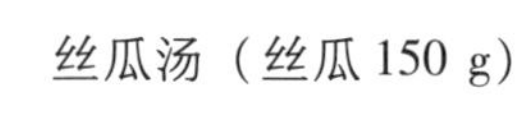

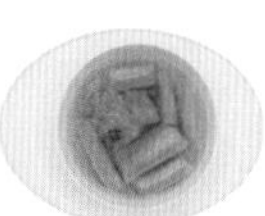

周四

早餐　纯牛奶 250 mL

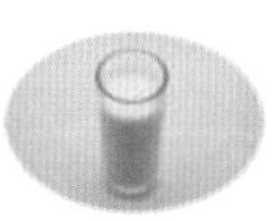

蒸饺 100 g

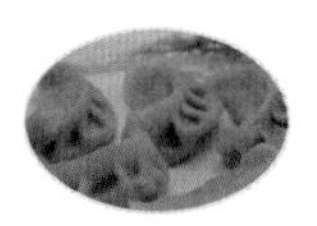

鸡蛋 1 个

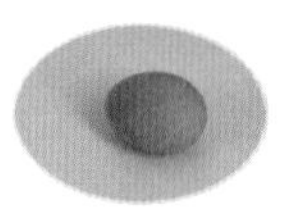

蔬菜少许

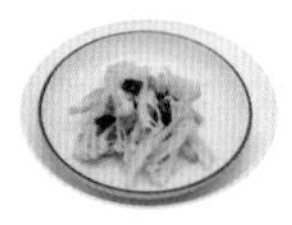

午餐　杂粮饭 125 g

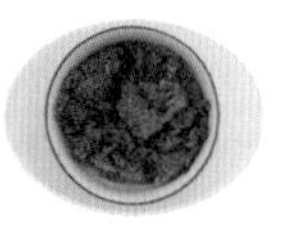

青椒肉丝（青椒 100 g、肉丝 100 g）

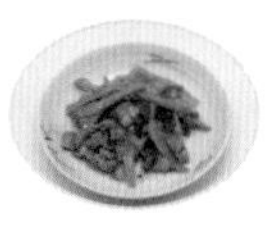

蚝油菜心 150 g

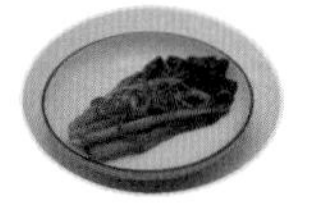

晚餐　杂粮饭 125 g

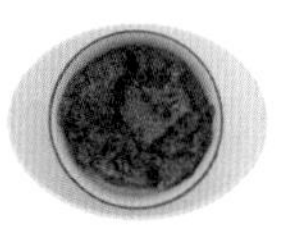

番茄炒鸡蛋（鸡蛋 1 个、番茄 100 g）

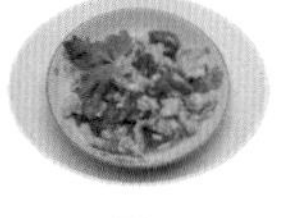

白菜豆腐汤（白菜 150 g、豆腐 100 g）

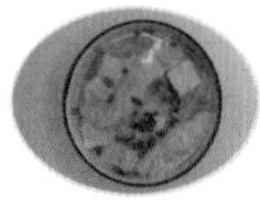

周五

早餐 豆浆 300 mL

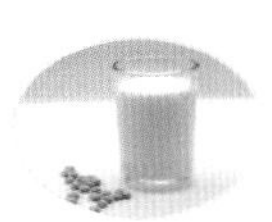

肉包 100 g

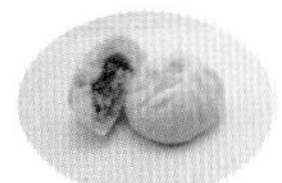

鸡蛋 1 个

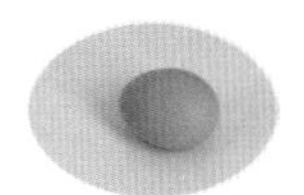

蔬菜少许

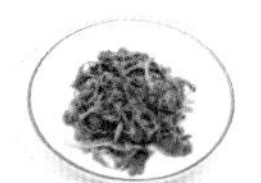

午餐 杂粮饭 125 g

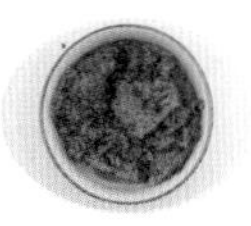

白灼虾 100 g

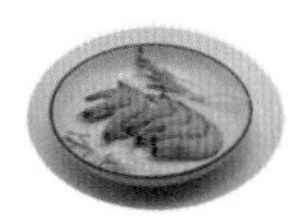

清炒油菜尖 150 g

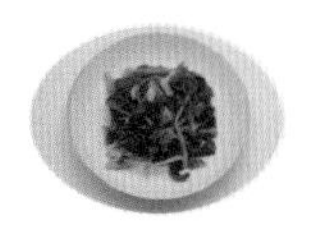

烧椒茄子 100 g

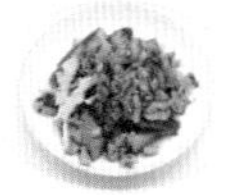

晚餐 杂粮饭 125 g

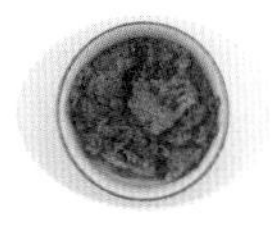

香干炒肉（香干、猪肉各 50 g）

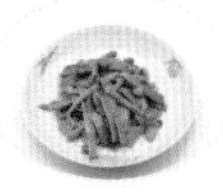

清炒西葫芦 100 g

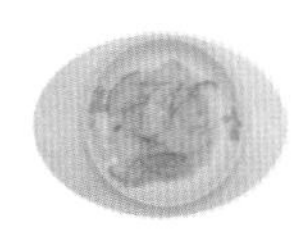

油麦菜 100 g

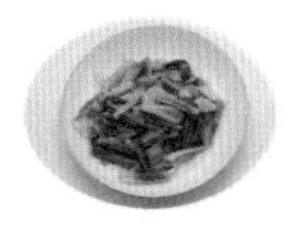

周六

早餐　番茄鸡蛋面（荞麦面条 100 g、鸡蛋 1 个、番茄 100 g）

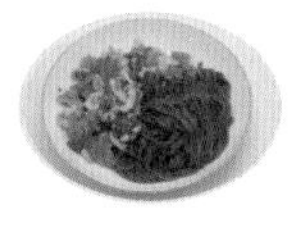

红薯 50 g

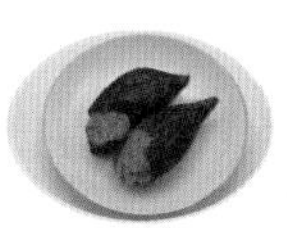

午餐　杂粮饭 125 g

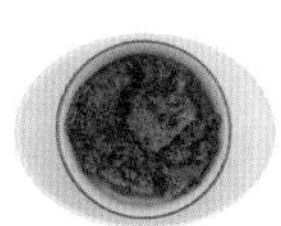

香菜牛肉（香菜 100 g、牛肉 100 g）

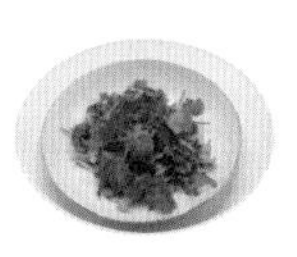

蒜蓉娃娃菜 150 g

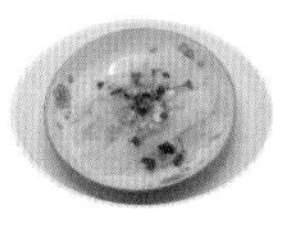

晚餐　杂粮饭 125 g

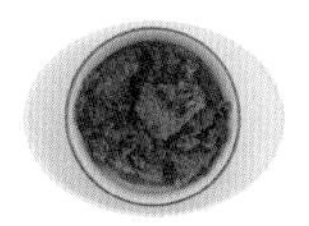

鳕鱼鸡蛋羹（鳕鱼 50 g、鸡蛋 1 个）

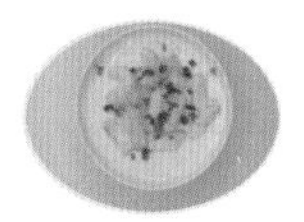

西蓝花 100 g

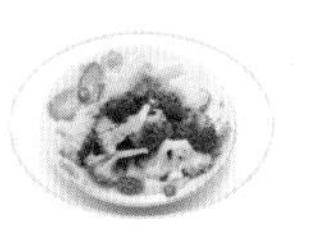

黄花菜炒木耳 100 g

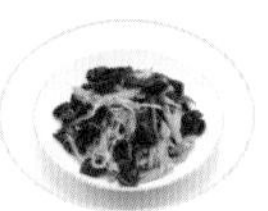

周日

早餐　豆浆 300 mL

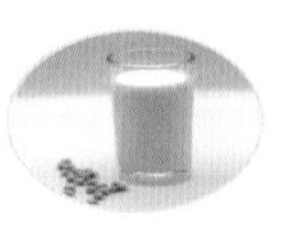

肉饼 100 g

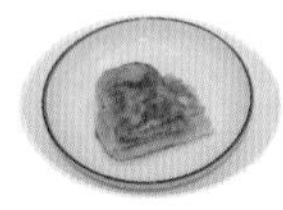

鸡蛋 1 个

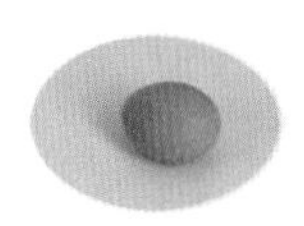

蔬菜少许

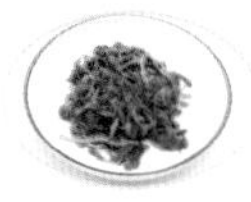

午餐　杂粮饭 125 g

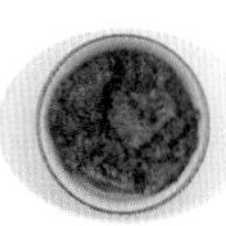

番茄牛肉丸（番茄 100 g、牛肉 100 g）

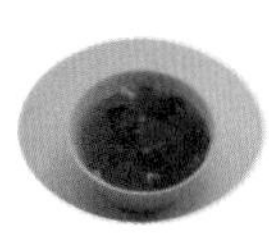

莴笋片炒胡萝卜 150 g

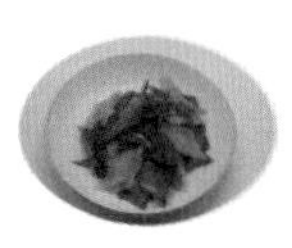

晚餐　杂粮饭 125 g

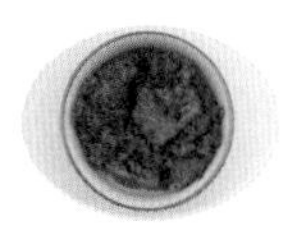

葱椒鸡胸肉 100 g

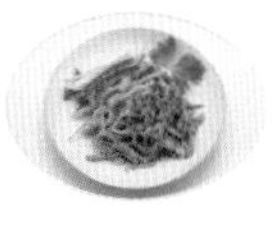

凉拌菠菜 150 g

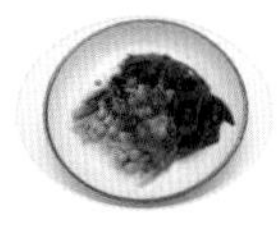

清炒苦瓜 100 g

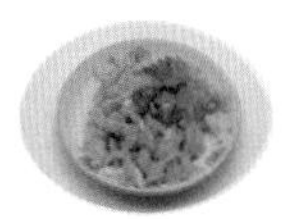

第 五 章

肿瘤患者营养与膳食

一、肿瘤患者营养的重要性

营养支持在肿瘤治疗中扮演着重要角色，对于患者的康复和治疗效果至关重要。

1. 适当的营养支持可显著减轻化疗和放疗引起的副作用，如恶心、呕吐和贫血，并提高药物的疗效。

2. 合理的营养支持还能有效降低手术后并发症的发生率，促进伤口的愈合和康复。

二、肿瘤患者营养不良的危害

营养不良是肿瘤患者最常见的并发症，截至 2020 年全球癌症发病率增加了 50%，新发病例 1500 万例，80.4% 的肿瘤患者存在营养不良，其中恶性肿瘤患者发生营养不良的概率更高，58% 的患者存在中重度营养不良。肿瘤患者营养不良的危害如下：

1. 肿瘤患者感染性并发症发生率增加。

2. 化疗、放疗、免疫、靶向等治疗中断。

3. 住院时间延长、住院费用增加、患者生活质量下降。

4. 癌细胞扩散：肿瘤患者营养不良会导致机体免疫力低下，可导致癌细胞扩散的风险增加，严重时甚至会危及患者的生命。

5. 有 20% ～50% 的恶性肿瘤患者因营养不良死亡。

三、肿瘤患者如何正确营养与膳食

（一）饮食原则

1. 食用高热量、高蛋白、富含维生素及膳食纤维的食物，少食多餐，避免刺激性食物，肿瘤患者每天所需的能量应根据患者的体重、年龄、应激状况等进行个体化调整。

一般来说，卧床患者能量需求为 20～25 kcal/(kg・d)，正常活动患者能量需求为 25～30 kcal/(kg・d)，具体情况需要咨询医生来确定；蛋白质的摄入量应为 1～1.2 g/(kg・d)，严重营养消耗者可适当增加到 1.2～2.0 g/(kg・d)；脂肪供能占总能量的 25% ～40% ，推荐适量增加富含 ω－3 及 ω－9 脂肪酸的食物；碳水化合物供能占总能量的 30% ～50% 。

2. 谷物和薯类方面：成年人每天应保证摄入 200～400 g 的谷类食物，如米饭、面条、番薯等主食。可以根据胃肠道功能的情况进行粗细搭配，有利于消化道的通畅。

3. 动物性食物：主要推荐白肉，如鱼、鸡、鸭、鹅肉等。要注意减少红肉的摄入，特别是猪肉、羊肉等。如果患者的消化功能较差，可以在烹饪过程中将食物切碎，使其更易消化。

4. 豆类及豆制品：推荐量约为 50 g 等量的大豆。

5. 蔬菜和水果：推荐蔬菜摄入量为 300～500 g，建议摄入各色蔬菜，以叶类蔬菜为主。水果的摄入量宜在 200～300 g，但对于同时有糖尿病的肿瘤患者来说，需要注意控制糖分摄入。

6. 油脂的摄入：肿瘤患者应选择多种植物油作为烹调油，每天的摄入量在 25～40 g。建议不要长期使用同一种油。

7. 饮水和食物中所含水的摄入量：一般来说水的摄入量应为 30～40 mL/(kg・d)，使每天尿量维持在 1000～2000 mL，对于有心、肺、肾等脏器功能障碍的患者，要注意不要过度饮水。

（二）日常饮食中的注意事项

1. 少吃甜食和甜饮料，因为肿瘤细胞主要以葡萄糖为能量来源进行生长繁殖，营造一个不利于肿瘤细胞生长的环境，对限制肿瘤生长有积极作用。

2. 可以每天吃一小把坚果，肿瘤细胞利用脂肪的能力较差，而正常细胞可充分利用脂肪供能。

3. 肉、蛋、奶等所谓的“发物”没有科学依据，不仅不需要忌口，反而应该每天适量食用，可帮助肿瘤患者改善营养状态、增强免疫力。

4. 日常饮食不足的肿瘤患者，应该首选肠内营养剂进行口服补充，而不是迷信“冬虫夏草”“灵芝”“人参”“燕窝”等贵重补品。

（三）需要避免的饮食行为

1. 避免高糖食物：过多的糖分摄入会导致血糖升高，不利于肿瘤患者的康复。因此，建议避免吃糖分较高的食物，如巧克力、糖果、蛋糕、甜饮料等。

2. 避免高脂食物：多脂肪、少蔬果的饮食及体重超重会增加患者肿瘤复发风险，还可能增加胃肠道的负担导致消化不良。建议避免摄入过多的高脂食物，如油炸食品、肥肉等。

3. 避免辛辣刺激食物：辛辣刺激食物可能对肿瘤患者的消化系统造成刺激，引发不适，建议避免吃辣椒、辣酱等辛辣食物。

（四）放化疗阶段如何正确营养与膳食

1. 了解营养需求：在放化疗期间，患者的身体会经历一系列的变化，例如消化系统功能下降、食欲减退、体重下降等，因此了解患者的营养需求是非常重要的。一般来说，肿瘤患者在放化疗期间的营养需求包括蛋白质、碳水化合物、脂肪、维生素和矿物质等。

2. 调整饮食习惯

（1）小而频的饮食：放化疗会导致患者的食欲下降，此时可以采用小而频的饮食方式来维持营养供给。患者可以每 2～3 小时进食一次，选择高营养密度的食物，如坚果、酸奶、鱼类等。

（2）增加蛋白质摄入：蛋白质是肿瘤患者重要的营养素之一，可以通过增加蛋白质摄入来满足患者的需求。可以选择富含蛋白质的食物，包括来自动物源的蛋白质（如肉类、鱼类、奶制品等）和植物源的蛋白质（如豆类、谷物等）。

（3）适量摄入脂肪和碳水化合物：脂肪和碳水化合物是提供能量的重要来源，

患者可以适量摄入健康脂肪（如橄榄油、坚果、鱼类等）和复杂碳水化合物（如全麦面包、糙米、谷物等），避免糖分和精细加工的碳水化合物。

（4）增加蔬果摄入：蔬果富含维生素、矿物质以及膳食纤维，对于肿瘤患者的康复和免疫力提升都有积极作用。建议患者每天摄入颜色不同的蔬果，如番茄、胡萝卜、菠菜、蓝莓等。

（5）补充维生素和矿物质：在放化疗期间，由于患者免疫系统可能受到一定的影响，可以通过多样化的膳食摄取维生素和矿物质，如维生素 C、维生素 E、锌、铁等，必要时可以咨询医生或营养师，根据个人需求补充适当的维生素和矿物质。

（6）补充水分：适量的水分摄入对维持正常的新陈代谢和排泄功能至关重要，患者应每天喝足够的水，以防止脱水的发生。

（五）放化疗期间恶心、呕吐的膳食建议

恶心、呕吐是肿瘤患者放化疗期间最常见的副反应，通常在抗癌药物滴注时或滴注后发生，通常恶心和呕吐的现象在治疗后 3～5 天会逐渐消失。

1. 避免太甜的食物，如糖果、蛋糕等，选择较清淡的食物，如吐司、苏打饼干、燕麦片等。

2. 避免油腻、油炸、含浓烈辛香料或辣味等食物。

3. 避免同时食用过冷、过热食物，容易造成呕吐。

4. 吃正餐时，勿喝大量液体，以免因饱胀感造成恶心。饮料选择在餐前 30～60 分钟饮用，并以吸管吸吮为佳。

5. 选择能够接受的进食方法及舒适环境，避开通风不良、温度较高或有油烟味的房间。

6. 在接受放疗或化疗前 1～2 小时内避免进食。

7. 起床后或运动前可吃较干食物，例如苏打饼干。

8. 尝试吃些甘草或口含薄荷糖、柠檬糖等可改善恶心感及口腔异味。

9. 若呕吐情况严重，请按医生叮嘱使用止吐剂。

10. 可饮用清淡温凉的饮品，食用酸味、碱味较强的食物减轻症状。

11. 恢复进食时应少量多餐，从清流质食物—软质食物—一般食物的进程逐渐调整饮食，若有饥饿感可随时进食。

（六）肿瘤患者放化疗后味觉、嗅觉改变的膳食建议

1. 肿瘤治疗期间可能会降低味蕾对甜、酸的敏感度，增加对苦的敏感度，烹调时多利用糖、柠檬或醋来调味，避免吃苦味强的东西，如苦瓜、芥菜等。

2. 选用食物本身天然香气较浓的食物，如香菇、洋葱等。

3. 改变烹调方式，增加对肉类的接受度，如：烹调前用少许酒或果汁浸泡，混在食物中，可降低患者对肉腥味的感觉。

4. 避免使用金属容器烹煮或盛装食物，以免让肿瘤患者觉得有铁锈味。

（七）放化疗期间患者便秘的膳食建议

1. 合理饮食：应多吃含粗纤维的粮食和蔬菜、瓜果、豆类食物，多饮水，每天至少饮水 1500 mL，尤其是每天晨起或饭前饮一杯温开水，可有效预防便秘。此外，应食用一些具有润肠通便作用的食物，如火龙果、黑芝麻、猕猴桃、西梅等。

2. 养成良好的排便习惯：保持每天早晨排便一次，即使无便意，也要在马桶上坐一会儿，以形成条件反射。在休息了一夜之后，一般早上活动片刻，或者早餐后，就会唤醒胃肠道的蠕动，唤醒便意。

3. 坚持适当运动：每天久坐不动者是便秘的高发人群，尤其是肿瘤患者，食欲下降，体力下降，身体虚弱，更加不想活动。运动减少引起胃肠功能减弱，加重便秘。因此要坚持适量的运动，如散步、快走等，有利于身体的康复。如果身体状况实在太差不能运动，家属可以帮助按摩四肢及腹部，也可以暖水袋热敷腹部，热敷时注意温度，老年人和感知下降的患者不建议热敷，以防烫伤。

4. 心情保持舒畅：情绪不佳是危及健康的重要病因，中医认为人的喜怒忧思悲恐惊，也就是“七情”不当，均可致病。抑郁、焦虑等心理状态都有可能加重便秘等躯体症状。因此，心情好很重要。有必要时，可以求助于心理医生。

5. 合理用药：很多化疗药物容易引起腹泻，有些经历过腹泻的肿瘤患者，会预防性地使用一些治疗腹泻的药物，比如蒙脱石散、洛哌丁胺等，如果使用过量也会引起便秘发生。所以，要结合自己的身体条件和治疗方案，寻找一个适合自己的饮食习惯和预防性用药习惯。如果在之前的治疗中经常便秘，可以适当服用一些润肠通便的药物进行预防。

6. 积极治疗原有肛肠疾病：有些肿瘤患者本身患有痔疮、肛裂、结肠炎等疾病，在肿瘤治疗的同时，也要把原有的疾病控制好，因为这些原发疾病也会引起便

秘的发生。

（八）放化疗期间患者腹泻的膳食建议

肿瘤患者腹泻期间，除用药、护理好肛周皮肤外，调整饮食也是重要一环。

1. 选择好消化的食材：选择含粗纤维少的食物，如精白米、软嫩的蔬菜。像麸皮、植物的丝状茎，都是不可溶性的膳食纤维，对肠道有一定的刺激作用，会加重肠道负担，不利于减轻腹泻症状。

2. 少吃多餐：精白米等精细粮主食升血糖比较快，一次吃太多会加重胃肠负担，可采用少吃多餐的方式控制血糖的峰值，减轻胃肠负担。

3. 多吃高钾的食物：如香蕉、马铃薯、嫩菠菜、去皮番茄等，可以考虑经常食用。

4. 不喝纯牛奶：可饮用水解乳糖的牛奶、纯牛奶、纯羊奶、骆驼奶、奶酪中含有乳糖，腹泻期间肠道中乳糖酶可能受到影响，不能正常消化乳糖，乳糖在肠道蓄积过多，会加重腹泻。腹泻期间可以选择喝乳糖已被水解的牛奶。

5. 不吃高果糖食物：很多人对果糖不耐受，摄入过多果糖会加重腹泻情况。苹果、西瓜、芒果、玉米、蜂蜜等都是富含果糖的食物。

6. 不吃含有代糖的食物：山梨糖醇、赤藓糖醇、麦芽糖醇等，吃多了都会导致腹泻，腹泻期间不建议吃，会加重症状。

7. 不喝/吃含咖啡因的饮品/食物：咖啡、浓茶、功能性饮料、可乐、巧克力都是含有咖啡因的食物，腹泻期间不要吃。咖啡因会加剧患者脱水症状。

8. 不吃辛辣食物：辛辣食物会刺激肠道，让肠道蠕动加速，加剧腹泻。有的人肛周皮肤有辣椒素受体，吃辣椒会加重肛周皮肤的不适。

9. 不喝或不吃含有乙醇（酒精）的食物：腹泻期间，乙醇会加速脱水，还可能影响某些药物的作用，任何时候都不鼓励喝酒。

10. 补充益生菌：肠道是一个较大的免疫器官，其健康与肠道菌群紧密相关。从目前的研究来看，补充益生菌不仅能使腹泻风险降低、腹泻程度减轻，还能减少止泻药物的使用。

11. 坚持补液：除了医生要求喝的补液盐，喝足水，在饮食中可以多安排稀饭、清汤等增加补液的机会。

12. 腹泻期间如何预防营养不良：《中国肿瘤营养治疗指南》指出，营养不良的规范治疗应遵循五阶梯治疗模式，当下一阶梯不能满足患者60%目标能量需求

3～5 天时，应选择上一阶梯，见表 5－1。

表 5－1　五阶梯营养治疗

	治疗模式
第一阶梯	饮食+营养教育
第二阶梯	饮食+口服营养补充
第三阶梯	全肠内营养（口服及鼻饲）
第四阶梯	部分肠内营养+部分肠外营养
第五阶梯	全肠外营养

FSMP：特殊医学用途配方食品（food for special medical purposes，FSMP），是一种经胃肠道途径（口服、管饲）给予的营养产品。

ONS：口服营养补充（oral nutritional supplements，ONS），指除了正常食物以外，补充性经口摄入特殊医学用途配方食品，是以 FSMP 经口服途径摄入，补充日常饮食的不足。ONS 产品形式包括口服液体、乳冻剂、固体和粉剂，产品类型可以是全营养配方，也可以是非全营养配方。

EN：肠内营养（enteral nutrition，EN），特指经消化道途径（包括口服和管饲）给予 FSMP/肠内营养剂。现将肠内营养的定义特别局限于 FSMP 管饲，食物匀浆膳管饲则不属于肠内营养。建议以营养产品作为区别肠内营养与日常膳食的界限，凡以 FSMP/肠内营养剂实施的经消化道（口服及管饲）营养定义为肠内营养；以任何形式的食物实施的经消化道（口服及管饲）营养仍然为膳食营养。

EEN：完全肠内营养（exclusive enteral nutrition，EEN），以 FSMP 取代食物提供全部所需能量及营养素，途径包括口服和管饲。

PN：肠外营养（parenteral nutrition，PN），是经静脉为患者提供包括氨基酸、脂肪、碳水化合物、维生素及矿物质在内的营养素。所有营养素完全经肠外获得的营养支持方式称为全肠外营养（total parenteral nutrition，TPN）。经肠外途径提供部分营养素的营养支持方式称为部分肠外营养（partial parenteral nutrition，PPN）。

腹泻期间，营养治疗过程中，除饮食外，应重视口服营养补充的作用。口服营养补充指的是在日常膳食的基础上，将能够提供多种宏量营养素和微量营养素的营养液体、半固体或粉剂的制剂加入饮品和食物中经口服用，它的目的主要是增加口服营养素的摄入。

（1）含有易吸收的乳清蛋白和必需脂肪酸的特殊医学用途配方食品非常适合腹泻期间补充营养，预防营养不良，有充足的营养，身体才能更好地恢复。

（2）特医食品属于肠内营养支持，食物的机械刺激，有助于肠道细胞正常分泌免疫球蛋白，刺激消化液和胃肠道激素的分泌，促进胆囊收缩和胃肠蠕动，更有利于维持患者的胃肠道功能，加速恢复受化疗影响的胃肠黏膜损伤。这样可以提高营养支持的效率，并且提升患者依从性。

（3）ONS 的补充需要定期检测与动态调整。腹泻症状消失后，全营养配方的 ONS 依然可以作为一种有效解决能量或蛋白不达标的重要武器——膳食缺多少 ONS 补多少。

（九）其他注意事项

1. 饮食习惯个体化：每个人的体质和口味习惯不同，因此营养补充也需要根据个人情况进行个性化调整。可以咨询医生或营养师，制订适合自己的饮食计划。

2. 遵循安全卫生原则：在选择食材和烹饪方法时，要注意食品的安全和卫生。尽量选择新鲜的食材，避免生食，做到充分煮熟。

3. 药物影响因素：放化疗期间，部分药物可能会对患者食欲、味觉和消化系统产生影响。患者可以咨询医生，了解药物对饮食的影响，并做出相应的调整。

第　六　章

老年人营养与膳食

一、老年人营养的重要性

随着年龄增长，身体器官的生理功能及代谢都存在衰退现象，容易出现咀嚼能力、消化能力下降，同时伴有味觉、嗅觉减退症状，使老年人食欲下降，营养摄入不足，从而出现抵抗力降低、贫血等一系列问题。

最新国务院发布的《关于实施健康中国的行动意见》中就指明：老年健康快乐是社会文明进步的重要标志，其中膳食营养被放在首位。

营养首先应该是从膳食中获得，增加膳食营养，合理搭配，才能提高抵抗力，对抗“老年病”。

二、老年人营养不良的危害

营养不良对于老年人来说百害无一利，主要表现有：

1. 精神状态差，身体功能下降，没有活力，易疲乏。

2. 记忆力下降、认知障碍、免疫力下降、贫血等。

3. 身体消瘦，肌肉减少加重老年人骨骼“钙”流失，易发骨质疏松和跌倒，若跌倒，骨折概率会增加。

4. 容易出现消化不良和各器官病变。

5. 严重营养不良则容易导致老年人感染疾病，且预后差。

三、老年人如何正确营养与膳食

老年人能吃是福，懂吃、会吃更加有利于身体健康。“吃”能改善老年人的营养状况，同时“吃”也要注意“食物多样，营养搭配”。2022 年中国营养学会发布的《中国居民膳食指南（2022）》给出了几条建议：

（一）食物品种丰富，动物性食物充足，常吃大豆制品

1. 老人要摄入足够的动物性食物和豆制品。

动物性食物分为：红肉、白肉、红白相间的肉。其中牛、羊、鹿、驴、马、猪、兔等哺乳动物的肉，叫作红肉，红肉中含有丰富的优质蛋白质、铁、磷，同时还能产生维生素 A、维生素 D 和 B 族维生素。鱼、虾、贝类等禽类和海鲜水产的肉，叫作白肉，白肉脂肪含量相对较低，不饱和脂肪酸含量较高，一些深海鱼、贝类肉还含有 EPA（二十碳五烯酸）、DHA（二十二碳六烯酸）等营养元素，是红肉中没有的。鸡、鸭、鹅属于红白相间的肉，胸脯以上部分属于白肉，胸脯以下部分属于红肉（图 6－1、图 6－2）。

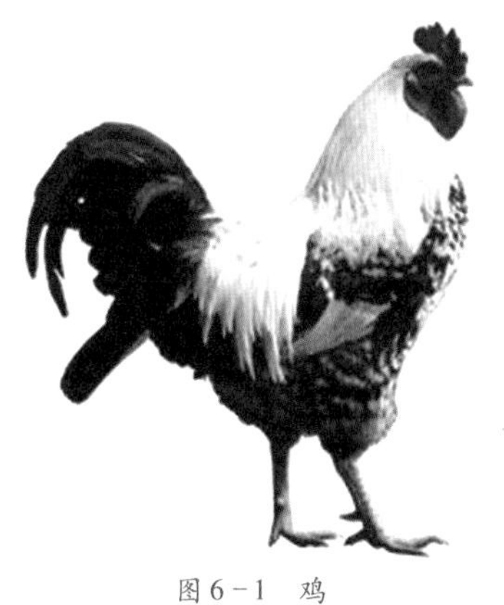

图 6－1　鸡

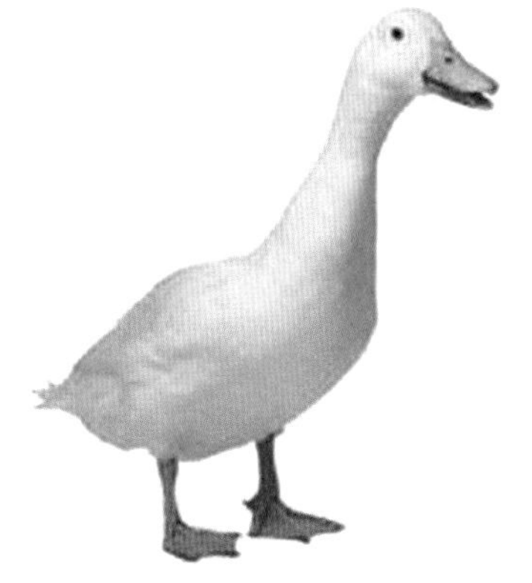

图 6－2　鸭

建议一周吃 2 次白肉，2 次红白相间的肉，1～2 次红肉。

2. 推荐老人每天饮用 300～400 mL 牛奶或蛋白质含量相当的奶制品，同时保证摄入充足的大豆类制品，推荐平均每天摄入 15 g 大豆（图 6－3、图6－4）。

豆浆的蛋白质和牛奶相当，易于消化吸收，饱和脂肪酸和碳水化合物低于牛奶，含有丰富的植物甾醇，适合老年人和心血管疾病患者饮用。不过豆浆不能代替牛

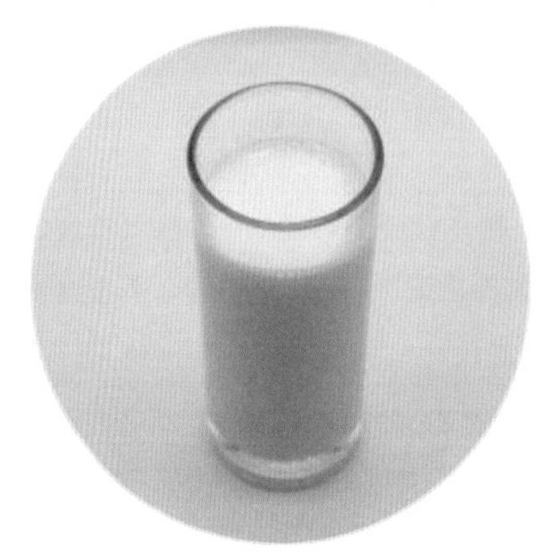
图6－3　牛奶

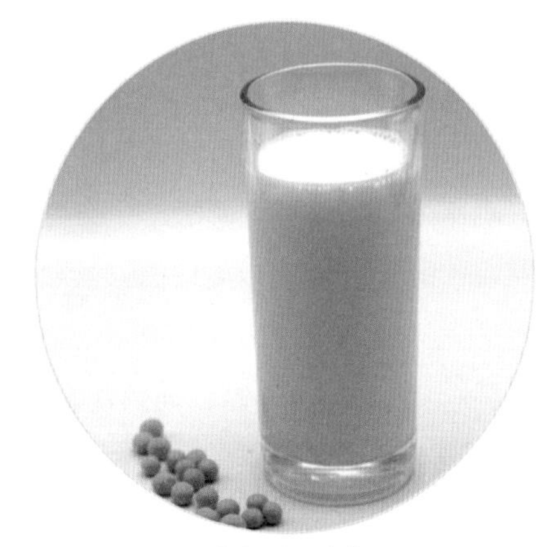
图6－4　豆浆

奶，因为豆浆所含的钙、维生素 B_2、锌、硒都低于牛奶，因此建议每天豆浆和牛奶都饮用。

单喝豆浆口感单一，可以在制作豆浆时根据自己身体状况和喜好加入大米、小米、花生或者其他坚果，不仅提升口感，还能摄入更多的营养素。

3. 老年人每天应该至少摄入 12 种食物，吃好三餐。

（1）早餐宜有 1～2 种主食，1 个鸡蛋，1 杯牛奶，另外有蔬菜或者水果。

（2）中餐和晚餐宜有 2 种主食，还应保证有 1～2 种肉类及 1 种豆制品，以及 1～2 种蔬菜。

（3）品种要多样化，经常调整所选择的食物品种。比如主食除了传统的米饭、馒头、花卷、面条外，还可以增加荞麦、玉米、燕麦等杂粮谷物，包括山药、红薯、马铃薯、南瓜等也可以作为主食的一部分进行替换。蔬菜和水果更应该根据时节变化进行选择，选择果蔬颜色越丰富，营养素越全面。保证优质蛋白质的摄入，动物性的食物如畜、禽、海鲜、蛋类、奶制品等是必要的，大豆制品如豆浆、豆腐脑、豆干等也要适当补充（图 6－5）。

（4）选择不同烹饪方法（图 6－6）加工食物，丰富食物口味，增加进食吸引力，享受食物美味，对于高龄或咀嚼能力较弱的老人可以将食物切得细碎、软烂（肉丝、肉末等），甚至做成肉馅、糊状、流质食物等来帮助消化吸收。

（5）三餐定时定量很重要，保证进食的规律性。对于胃口不佳、觉得进食有负担的老年人，可以调整进食模式，选择少食多餐，通过合理安排进食时间和进食量保证摄入足够的营养，预防营养缺乏。对于日常膳食达不到标准的老年人，可以

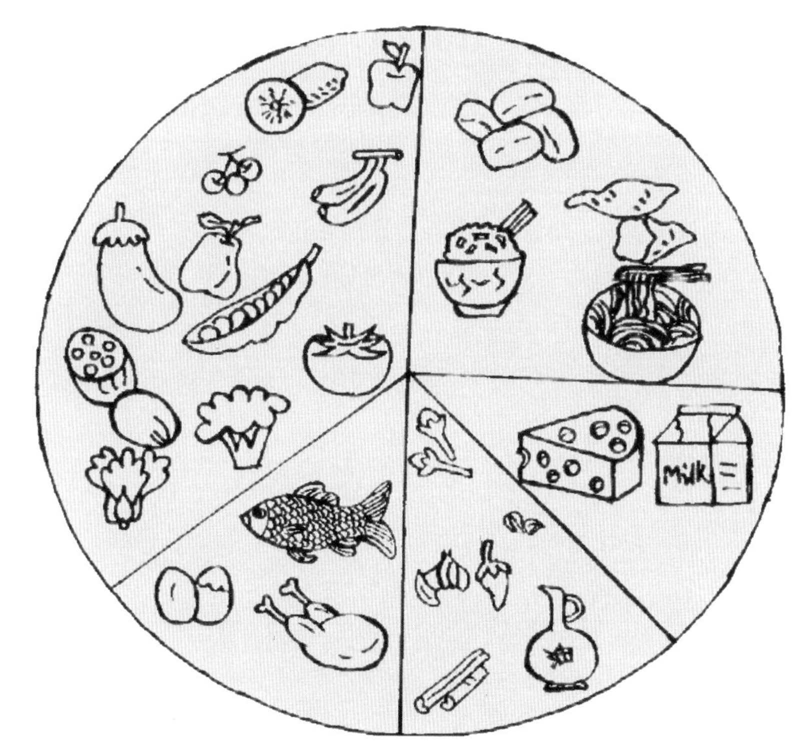

图6－5　食物品种多样化

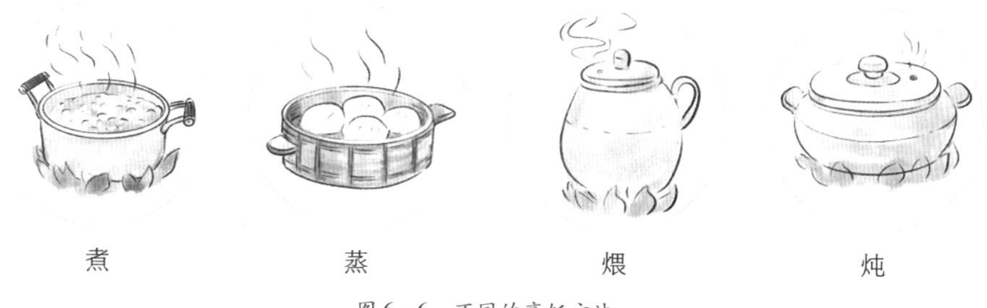

图6－6　不同的烹饪方法

进行口服营养补充。当病情严重不能经口进食的，还可以在医务人员协助下经鼻留置胃肠营养管或胃造瘘，甚至可以通过静脉予以营养支持，促进其疾病康复。

（二）鼓励共同进餐，保持良好食欲，享受食物美味

1. 鼓励老年人和家人一起进食，力所能及地参与食物制作，融入家庭活动，有助于增进食欲和进食量。

2. 和食欲好的人一起进餐，能够提高进食兴趣，提升用餐质量。

（三）积极参加户外活动，延缓肌肉衰减，保持适宜体重

锻炼形式因人而异，根据自身体质进行，可采取太极拳、广场舞、步行等方式，运动前一定先做好热身活动，运动过程中注意安全。同时配合阅读、下棋、弹琴等方式，延缓认知功能减退。

（四）定期健康体检，测评营养状况，预防营养缺乏

每年注重体检，根据骨质测评以及营养师建议调整饮食，切勿胡乱吃药补充。

第七章

妊娠期、哺乳期营养与膳食

一、妊娠期、哺乳期营养的重要性

1. 保障胎儿发育：健康的饮食能满足胎儿的生长和发育需求。

2. 营养素在胎儿的器官形成、神经系统发育和免疫系统建立中有着重要的作用。

3. 保证母乳质量：哺乳期的妈妈需要提供高质量的母乳来满足婴儿的营养需求，健康饮食对于产生充足、均衡的母乳非常重要。

4. 降低过敏反应：如果婴儿是过敏体质，母亲可以通过控制自己的饮食减少过敏发生。

二、妊娠期、哺乳期营养不良的危害

1. 增加胎儿和新生儿死亡率：妊娠期营养不良可能导致胎儿和新生儿营养摄入不足，进而导致全身各器官发育不成熟，使胎儿和新生儿对于各种感染的抵抗力降低。细菌、病毒或真菌感染都有可能致命。

2. 导致流产、早产和胎儿畸形：如果母体维生素 A 摄入不足，先兆子痫发生率增高，可能会导致流产、早产、胎儿畸形等；叶酸缺乏可能导致胎儿神经管发育畸形；维生素 D 缺乏可能导致新生儿患先天性佝偻病。

3. 妊娠期缺钙：母亲会频繁出现腰腿疼痛、手脚麻木、抽筋、牙齿松动、关节骨盆疼痛等情况。胎儿摄入不到足够的钙很容易发生新生儿先天性喉软骨软化病，出生后还容易出现颅骨软化、方颅、囟门闭合异常等情况，也增加低体重儿的出生率。

4. 妊娠期缺铁的危害：孕期抵抗力及耐受力下降，加大妊娠期及分娩期的风险。重度贫血可导致贫血性心脏病，危及生命的安全；孕妈妈如患中、重度贫血，经胎盘供氧及营养物质不足以满足胎儿的生长需要，易造成胎儿生长受限、早产等严重并发症，对胎儿远期也造成了一定的影响。

5. 新生儿体重偏低：营养不足的母亲往往导致婴儿体重较轻，而体重越低的新生儿死亡率越高。

6. 免疫力下降：哺乳期内产妇进行哺乳会消耗大量的体力和精力，如果在哺乳期内营养不良，可能会导致身体的免疫力下降，容易受到细菌、病毒等病原体的感染。

7. 身体虚弱：哺乳期内营养不良，可能导致母亲身体比较虚弱，容易出现乏力、头晕等症状。

8. 乳汁分泌不足：乳汁营养价值与母亲的营养密切相关，如果哺乳期内营养不良，可能会导致乳汁分泌减少，营养价值低，这样的母乳不能满足婴儿的营养需求。

三、妊娠各期孕妈妈如何正确营养与膳食

（一）补充叶酸

叶酸对预防神经管畸形、孕妇贫血，预防孕妇患先兆子痫极为重要，在日常生活中富含叶酸的食物有动物肝脏、蛋类、豆类、绿叶蔬菜、水果及坚果类。因天然食物中存在的叶酸经过烹调加工或遇热分解，导致无法吸收。所以叶酸补充剂是另一种形式的补充，稳定性好，吸收率高。

1. 备孕前 3 个月开始口服叶酸，直到怀孕后 3 个月，此时胎儿神经系统已经发育成熟。建议 3 个月以后继续多吃富含叶酸的食物或继续补充叶酸至孕期结束。服用叶酸的时间为早饭后 0.5～1 小时。

2. 备孕至孕早期应每天口服叶酸补充剂 400 μg。

（二）妊娠期应该多吃含铁丰富的食物

1. 孕中晚期每天增加 20～50 g 红肉。

2. 每周摄入1～2次（20～50 g/次）动物血和肝脏。

3. 孕期缺铁严重者应在产科医生指导下补充铁剂。

（三）孕期适当补充碘

碘是人体必需微量元素之一，也是合成甲状腺激素的主要原料。

孕期缺碘：孕妈妈容易出现甲状腺肿大、亚临床甲状腺功能减退，也容易造成流产、早产等不良后果。

胎儿及婴幼儿缺碘：胎儿所需要的碘全部来自母亲。如果孩子在胎儿期和婴幼儿期缺碘，大脑发育将受到不可逆的损伤，主要表现为智力低下、听力障碍、瘫痪、身材矮小等。

1. 选用碘盐，每天约5 g。

2. 每周摄入1～2次含碘丰富的海产品，如海带、紫菜、海鱼等。

（四）孕吐严重者可少食多餐

恶心、呕吐是正常的早孕反应现象，孕妈妈不必太过担心和焦虑，尽量保持愉快稳定的心情，在饮食上注意营养合理搭配，既可以满足营养需求也可以减轻不适。

孕早期胎儿发育相对较慢，对营养的需要也无明显改变，不需要特别增加食物摄入量，以免出现体重增长过快。

1. 孕早期如果没有明显的早孕反应，膳食基本同孕前。

2. 早孕反应明显者，可以适当根据自身的饮食习惯选择易进食、易消化的食物，少食多餐。

3. 孕早期每天应选择易消化的谷类食物，比如米饭、面条、面包等。

4. 妊娠剧吐的孕妇应该尽早寻求产科医生的帮助。

（五）孕中、晚期适量增加高蛋白质食物的摄入

孕中期是胎儿快速生长发育的时期，对能量、蛋白质、钙、铁等营养素的需求加大。首先从孕中期开始注重合理营养的补充；其次孕妈妈的食物尽量选择清蒸、炖、白灼、清炒等烹调方式，尽量减少油炸、油煎等。

1. 孕中期开始，奶的总摄入量约500 g/d。

2. 鱼、禽、蛋、瘦肉在孕前期的基础上，孕中期每天增加50 g，孕晚期在孕前期的基础上增加75 g左右。

3. 在基本膳食基础上一周增加食用2～3次深海鱼类，此鱼类有丰富的DHA，

DHA 能促进视力健全发展和大脑发育。

（六）孕期钙的补充

1. 不同孕期补钙的剂量不同

（1）孕早期，每天摄入钙 800 mg 左右，日常多吃些含钙丰富的食物，多晒晒太阳即可。

（2）孕中晚期，每天至少需要 1000 mg 钙的摄入，在食补之外，可根据产科医生建议进行钙剂补充。

2. 孕期补钙不可乱来，科学补钙有讲究

（1）每次补钙并非越多越好，如果每天补充了很多含钙的食物，就不需要再单独补充钙片。如果需要补充钙片，服用钙片时，不要一次性吃太多，一粒钙片可以分成两半来吃，让身体能够充分吸收。

（2）钙片服用时间也是需要注意的，因为钙元素容易与蔬菜中的草酸、植酸结合，形成草酸钙，导致身体无法吸收。补钙的最佳时机是睡觉前或清晨，因为血钙浓度在后半夜最低，容易吸收。所以睡觉前、清晨补钙效果更好。

（3）在补充钙的同时一定要补充维生素 D。因为维生素 D 可以帮助钙的吸收和利用。

（七）奶制品可适当替换

1. 不习惯饮用牛奶的孕妈妈可以换成酸奶，尽量选择蛋白质含量高、含糖量低的原味酸奶。

2. 乳糖不耐受的孕妈妈可选用舒化奶。

（八）妊娠期注意控制体重

孕期体重正常增加是营养均衡的标志，也是妊娠过程正常的表现。合理的妊娠期增重，不仅可以减少妊娠期并发症发生的风险，还可以利于母儿的远期健康。合理的膳食与适宜的运动不仅是保持孕期体重均匀增长的基础，同时还可以愉悦心情，利于分娩。

1. 孕早期体重变化不大，可以 2～4 周测量一次，从 14 周开始至分娩，每周测量体重一次。

2. 适量的活动可以维持体重适宜的增长，如果没有运动禁忌证的健康孕妇每天可以进行最少 30 分钟的运动。以前没有运动习惯的孕妇应该循序渐进，逐渐增加，开始以 10 分钟为宜。建议选择孕妇操、孕妇瑜伽、游泳等。如果有医学禁忌如宫颈功能不全、前置胎盘等则为孕期运动的绝对禁忌证。

3. 对于体重增加过多过快的孕妇，建议在控制摄食量的前提下适当多选择高营养素密度食物，优先选择高膳食纤维食物，如杂粮、菌类、坚果、豆类，增加饱腹感，尽量选择新鲜食物(表 7－1)。

表 7－1　体重增加过多过快者食物选择举例

食物类别	高营养素密度食物举例
主食类	糙米、黑米和燕麦优于大米；全麦面包优于白面包，马铃薯、红薯、山药优于大米
蔬菜类	深色蔬菜优于浅色蔬菜，选择含淀粉丰富的蔬菜（南瓜、莲藕、芋头等），可适量减少主食摄入
水果	低糖水果（如柚子、梨）优于高糖水果（如香蕉）
肉类	去皮鸡肉、虾、鱼这类低脂肪高蛋白质的肉类优于排骨、五花肉，新鲜肉类优于加工肉制品

4. 对于体重增加不足、需要增加能量摄入量的孕妇，应该选择促进食欲的食物，改善烹调方式，多食用清淡、酸甜口味饮食，如水果、适当甜品、发酵乳等。可适量选择口味好、高能量密度的食物，如坚果、酸奶等。必要时可适量服用含 B 族维生素、锌等营养素的复合补充剂。

四、哺乳期妈妈如何正确营养与膳食

（一）产妇饮食以清淡、易消化的食物为主

自然生产后，产妇因出血和体力大量消耗，往往感到疲惫不堪，没有强烈的食欲，此时产妇的饮食以清淡、易消化的食物为主，如馄饨、粥、蒸鸡蛋等，待产妇体力恢复之后就可以过渡到正常的饮食。生冷、辛辣饮食为禁忌。

（二）剖宫产术后产妇的营养与膳食

剖宫产术后 2 小时产妇可少量进食清水、咀嚼口香糖等。术后第一天产妇的消化能力较弱，以流质食物为主，忌食牛奶、豆乳及大量蔗糖等胀气食物；术后第二天以半流质食物为主，保证充足营养摄入；术后第三天，普通饮食，宜清淡，多补充优质蛋白质，各类维生素和微量元素，保证伤口愈合和新生儿的营养充足。情况较为复杂的剖宫产术后饮食应遵医嘱。

（三）哺乳期妈妈坚持食物多样化

哺乳期妈妈在整个哺乳期均应坚持食物多样化，除满足自身营养需求外，还保证乳汁营养和母乳喂养的持续性。

（四）如何保证充足的优质蛋白质、维生素 A 和钙、碘的摄入

1. 哺乳期妈妈的膳食需要提高蛋白质的摄入，鱼、肉、蛋、奶等是优质蛋白质的良好来源。最好一天选用 3 种以上，数量适当，荤素合理搭配。

2. 哺乳期妈妈需要补充维生素 A，有利于提高母乳中的视黄醇含量，促进宝宝的骨骼发育。一般动物肝脏（鸡肝、猪肝）、鸡蛋黄、虾等含有丰富的维生素 A。

3. 哺乳期妈妈钙的摄入量需要达到 1000 mg，奶制品是最常见的补钙食物，如牛奶、酸奶、奶酪等，不仅含有丰富的钙，还含有丰富的矿物质和维生素，有利于促进钙的吸收和利用，且健康又安全。同时哺乳期妈妈还应补充维生素 D 或晒太阳，增加钙的吸收和利用。

（五）如何合理饮用汤、水、茶

哺乳期妈妈每天分泌乳汁，加上自身代谢的增加，水的需要量也相应增加。每天应比孕前增加 1000 mL 水的摄入，可以多吃流质食物如鸡汤、豆腐汤等，每餐都应保证有带汤的食物，但大量喝汤会影响主食和肉类的摄取，造成营养不均衡等问题，因此喝汤也有讲究。

1. 餐前不能喝太多汤。建议餐前喝半碗汤，既可以提升食欲又不影响正餐摄入，然后吃正餐到八九分饱的时候可以再喝一碗汤，增加液体摄入。

2. 喝汤的同时也要吃肉，肉的营养高于汤水。

3. 哺乳期喝的汤应该是清淡的汤。因为浓汤中含有较多的脂肪，一方面容易产生饱腹感，降低食欲，影响其他食物的摄入；另一方面乳汁中较高的脂肪含量可能会引起宝宝消化不良导致腹泻。因此，脂肪含量过高的猪蹄汤、排骨汤、浓鸡汤等尽量少喝，对于三高（高血脂、高血糖、高血压）妈妈更应慎重。在食物的选择上应尽量选择脂肪含量较低的肉类，如鱼类、瘦肉、去皮的禽类等作为煲汤食材，这样煲出来的汤才是适宜哺乳期妈妈食用的。

4. 婴儿 3 个月内，哺乳期妈妈应避免饮用含咖啡因的饮品，如咖啡、茶等；3 个月后，哺乳期妈妈每天咖啡因摄入量应小于 300 mg，每天饮用咖啡不要超过一杯。浓茶中的咖啡因含量也较高，乳母可饮用淡茶水补充水分。

五、其他注意事项

（一）提前戒烟、戒酒，健康备孕，愉快孕育新生命

备孕是夫妻双方的事，备孕期间双方都要积极戒烟戒酒。对于男性来说，烟草和酒精会影响精子质量，造成精子畸形，容易造成胚胎停滞发育或流产或者胎儿畸形。对于备孕女性来说，戒烟酒至关重要，因为烟草和酒精密切影响着女性排卵和激素分泌，备孕期女性如果不注意烟酒的危害，很容易造成女性激素分泌紊乱，影响排卵和受孕。如果准备怀孕则男女双方需要提前 3 个月戒烟戒酒。怀孕后，身体的各项变化都有可能影响孕妇的情绪，此时需要家人给予积极的帮助和支持，孕妇要以积极的心态去面对和适应，愉快地享受这一幸福的过程。

（二）母乳喂养是妈妈给予宝宝恒温的爱

母乳喂养不仅对宝宝生长发育有好处，同时对妈妈的身体恢复也是有益处的。孕妇及家人可以通过网络、上妇幼学校等方式了解母乳喂养的好处，培养母乳喂养的意愿，同时也学习母乳喂养的方法和技巧，为产后尽早开奶和成功母乳喂养做好各项准备。

（三）心理健康、合理饮食促进妈妈产后全方位的恢复

1. 在哺乳期，妈妈的心理及精神状态会影响乳汁分泌，坚持哺乳、适量的身体活动，有利于身体复原和体重恢复正常。

2. 哺乳期妈妈的膳食应该是食物多样不过量，并坚持整个哺乳期营养均衡，哺乳期妈妈的膳食会对乳汁有影响，改变乳汁的气味或味道，也能让宝宝提前接触到丰富的味道，在未来添加辅食的时候更容易接受。

从妇女备孕开始，孕期、哺乳期，一直到婴幼儿阶段的生命早期，是宝宝生命全周期中最重要的时期，也是关系到宝宝体格和智力发展，疾病的发生率以及成年后是否健康的关键时期。所以尽早开始营养指导，定期有针对性地对孕期妈妈、哺乳期妈妈进行个体或群体营养健康教育，提高孕妇、产妇对平衡膳食、合理营养的认识，掌握食物量的概念，同时使其了解体重增长与饮食、体力活动之间的平衡关系，帮助做好孕期、哺乳期妈妈的合理营养和体重管理。

第　八　章

特殊人群营养与膳食

第一节　慢性阻塞性肺疾病患者营养与膳食

一、慢性阻塞性肺疾病患者营养的重要性

1. 良好的营养状况有助于维持患者的健康和生活质量，并降低住院率和死亡率。

2. 营养还可以影响患者的呼吸功能和肺功能。一些营养成分对于慢性阻塞性肺疾病的患者尤为重要。例如，蛋白质可以帮助提升肌肉的质量，从而增强呼吸肌的功能。

3. 充足的营养能够帮助减少炎症，从而对呼吸系统有益。

二、慢性阻塞性肺疾病患者营养不良的危害

1. 可能会使患者出现免疫力下降，更容易合并呼吸道感染，从而导致慢性阻塞性肺疾病的急性加重，甚至可能诱发急性呼吸衰竭，导致严重的后果。

2. 营养不良还可能会使慢性阻塞性肺疾病患者出现呼吸肌肉的萎缩，从而影响患者的肺功能，导致胸闷，呼吸困难等症状加重，活动耐量下降。

三、慢性阻塞性肺疾病患者如何正确营养与膳食

（一）碳水化合物

1. 高热量的摄入，尤其是高碳水化合物含量的摄入会增加体内二氧化碳的产生，导致肺泡通气增加，从而加重呼吸困难。应减少碳水化合物的量，每天不超过200 g碳水化合物（100 g米或面提供的碳水化合物约为80 g，100 g水果提供的碳水化合物为10～15 g，100 g蔬菜提供的碳水化合物约为3 g）。

2. 提倡全谷物（如全麦粉、糙米、燕麦米/片、小米、玉米、高粱米、青稞、荞麦、薏米、藜麦）摄入，如每天80 g意大利面、米或其他全谷物，50 g全麦面包，30 g谷物早餐。

3. 增加全谷物摄入方法：可将全谷物添加到主食中，例如小米、玉米、燕麦、全麦粉等都可以和精白米面搭配，比如：早餐吃小米粥、燕麦粥、八宝粥等，午餐或晚餐中可以在面粉中混合玉米粉、荞麦粉等，或者选用全麦粉做馒头、面条、烙饼，白米中放些糙米、燕麦、黑米、薏米等（适宜比例：全谷物占1/3）来烹制米饭。

（二）蛋白质

慢性阻塞性肺疾病患者蛋白代谢紊乱，应及时采取措施补充。

1. 体重下降合并肌少症者，蛋白质摄入量更要增加，同时要保证亮氨酸的摄入，促进肌肉合成，富含亮氨酸的食物包括肉、奶酪、鱼、蛋、豆等。

2. 多进食富含蛋白质的食物，如肉、蛋、奶制品等。

3. 食物举例，见表8－1。

表8－1　慢性阻塞性肺疾病患者每周蛋白质类食物举例

食物名称	每周食物量
白肉：鸡胸肉	200 g
红肉：猪肉、牛肉、羊肉	100 g
低脂酸奶	875 g
低脂奶	1050 mL
新鲜奶酪	200 g
鸡蛋	120 g
豆类（干豆）	100 g
鱼	600 g

（三）**脂肪**

脂肪产生的二氧化碳比碳水化合物要少，饮食应该包含更高比例的脂肪，应选择多不饱和脂肪酸，最好是ω－3脂肪酸，具有抗炎作用，在预防和治疗这类患者发生的慢性炎症状态方面都很有用。

1. 富含ω－3脂肪酸的鱼：如金枪鱼、多宝鱼、马鲛鱼、红娘鱼、面包鱼等，每周约600 g。

2. 富含ω－3脂肪酸的坚果：核桃、榛子、栗子等，30 g/d。

3. 若慢性阻塞性肺疾病患者同时患有高血脂、肥胖、糖尿病等，则不宜摄取大量的高脂肪食物。

（四）**维生素D**

慢性阻塞性肺疾病患者维生素D缺乏概率高，维生素D缺乏的慢性阻塞性肺疾病患者，有可能会使肺功能下降导致疾病恶化。添加维生素D辅助治疗，有助于改善慢性阻塞性肺疾病患者的免疫调节功能及生活质量。

1. 钙的摄入量，成年人每日约1000 mg，更年期妇女每日约1200 mg，以预防骨质疏松症。

2. 每天可摄入富含钙质的水（2000 mL）、牛奶、酸奶和每周2次的奶酪可保证其摄入。

3. 补充维生素D，成年人每天需要15 μg（600 IU），老年人每天20 μg（800 IU），奶酪、蛋黄、香菇、鱼干等食物富含维生素D。

4. 膳食中的维生素D有限，注意经常晒太阳，维生素D缺乏者，可通过口服维生素D_3补充。

5. 慢性阻塞性肺疾病患者有必要监测血液中维生素D水平，以便提供足够的补充。

（五）**膳食纤维和抗氧化剂**

增加膳食纤维摄入可改善肺功能，每天至少25 g。

1. 富含膳食纤维的食物：如全谷物、豆类、蔬菜、水果。

2. 抗氧化剂（维生素C，维生素E，硒，锌）失衡与慢性气流限制有关。

（1）富含维生素E的常见食物：卷心菜、西蓝花、葡萄、香蕉、樱桃等蔬果。

（2）富含维生素C的常见食物：柑橘类水果、猕猴桃、辣椒、番茄、菠菜、花椰菜、生菜等。

（3）富含锌的食物：肉、鱼、蛋、贝壳类和豆类等。

（4）富含硒的食物：海洋食物。

（六）盐/钠

高盐饮食可能使人更易患呼吸道疾病，特别是气道高反应性，应限制盐/钠摄入，尤其是食盐的摄取（2.5 g 食盐=1 g 钠），每天食盐的摄取量宜低于 5 g，因为日常调料均含有一定的钠，如酱油、酱料等。

（七）水的摄人

慢性阻塞性肺疾病患者每天应保证充足的饮水量，有利于痰液的稀释，便于咳嗽，每天应饮用 1400～1900 mL 不含咖啡因的水。若慢性阻塞性肺疾病患者合并心脏病，则根据医嘱限制水的摄入量。

（八）进食注意事项

1. 饮食宜清淡、易消化，少量多餐，避免油腻，不宜过饱、过咸；戒烟、酒，慎食辛辣、刺激性食物，不喝碳酸饮料，少吃海鲜和油炸食品，以免刺激呼吸道，引起咳嗽，使气促加重。

2. 有明显缺氧的慢性阻塞性肺疾病患者，可选择在餐前或餐后做吸氧治疗。

3. 宜少食多餐，可以每天 5～6 餐，这样既可补充能量，又可以减轻胃肠道负担。进餐时宜细嚼慢咽，若感到呼吸困难，应暂停进餐，以免加重呼吸负担，引起腹胀。

4. 注意保暖，避免受凉，预防感冒。

5. 改善环境卫生，避免烟雾、粉尘和刺激性气体对呼吸道的影响。

6. 充分休息和适当进行户外活动，保持心情愉悦，有利于改善食欲，增加营养素的消化吸收，提高机体抵抗力。

总之，慢性阻塞性肺疾病患者宜合理膳食，保证均衡的饮食及新鲜蔬菜水果的摄入，以预防和治疗营养相关的慢性阻塞性肺疾病并发症，从而增强其呼吸功能，改善其营养状况，进而提升生活质量，若饮食不能满足患者机体的需要，可遵照专业营养师的评估进行补充。

第二节　高血压患者营养与膳食

一、高血压患者营养的重要性

1. 高血压的发生和膳食营养素的摄入密切相关。

2. 膳食因素是高血压发病因素中的主要行为因素。

3. 合理的膳食结构对于预防高血压及促进高血压的康复起着重要作用。

4. 通过合理饮食来达到预防高血压、促进人体健康的目的。

二、高血压患者营养不良的危害

1. 血压水平控制不佳：血压水平与心血管风险呈连续、独立、直接的正相关关系。高血压可以损害心、脑、肾等重要脏器及周围血管，最终导致脑卒中、冠心病、心力衰竭、肾衰竭等严重并发症，致残率及致死率高，给个人、家庭及社会带来极大的经济与精神负担。

2. 影响日常生活：大多数高血压患者在血压升高时可表现为头晕、头痛、心悸等不适，甚至有的患者直接表现为高血压并发症带来的症状，比如气短、乏力、水肿或者眼底出血等。

3. 影响降血压药物的用量及不良反应：营养治疗是高血压综合治疗中十分重要的组成部分。在做好营养治疗的基础上，可以减少降血压药物的用量，从而减轻药物的不良反应。

三、高血压患者如何正确营养与膳食

（一）控制钠的摄入

食盐是人体摄入钠最主要的来源。人体通过食物来摄入每天所需的钠，而肾脏则负责通过尿钠的排泄来控制体内的钠含量。如果钠摄入过多，超过肾脏的排泄能力，滞留在血管里的钠就会吸收过多的水分，导致血容量增加，血管壁的压力增大，引起血压升高。大量研究已证实，钠摄入量与血压水平呈正相关关系。WHO建议健康成人每人每天食盐摄入量不超过5 g（一个啤酒瓶盖1盖）。提倡科学烹饪方法与使用新鲜食品，改变烹饪时盲目使用食盐与喜好盐渍食品等不良饮食习惯。

（二）增加钾的摄入

钾对人体内酸碱平衡起着重要的作用，能促进水钠排泄，增加钾的摄入能有效抵抗食盐摄入过多引起的血压升高。研究表明增加对钾盐的摄入量能舒张血管和有效促进钠的排出，进一步降低血压。含钾量较高的食物有菌菇类、豆制品、干果、根茎类蔬菜、水果及肉类等。与普通食盐相比，推荐使用低钠盐，其显著特点是钾含量多。市场上的低钠盐就是在食盐加工过程中加入适量氯化钾。需要注意的是：

慢性肾病、充血性心力衰竭或正在服用保钾利尿剂的患者需要在医生指导下谨慎使用。

（三）增加钙的摄入

高钙膳食摄入能有效降低高血压发病风险。当钙摄入增加时，可促进钠的排泄，可以降低血压。含钙丰富的食物有黄豆及其制品，牛奶、鱼、葵花籽、核桃、虾、芹菜、韭菜等。

（四）控制脂肪摄入

超重和肥胖是血压升高的重要危险因素，高血压患者中超过60%有肥胖或超重。脂肪摄入过多可引起肥胖、血脂异常，也是冠状动脉粥样硬化性心脏病（冠心病）、脑卒中等多种慢性疾病的高危因素之一。所以，高血压患者要控制每天油脂的摄入，推荐烹调油食用量为每天20～30 g，可以使用带刻度的油壶来控制炒菜用油。烹调食物时尽可能蒸、煮、炖、焖、凉拌等，用煎的方法代替炸，也可减少烹调油的摄入。煲肉汤时无须再加油，汤煲好后撇去表面浮油，可减少油脂的摄入量，搭配多种植物油，尽量少食用猪、牛、羊等动物油。植物油不同于动物油，大多常温下呈液态，含丰富的不饱和脂肪酸以及维生素E、钾、钙等微量元素，不仅有利于心血管的健康，它的营养更容易被人体所吸收，常见的有花生油、橄榄油等。

（五）远离高胆固醇

长期进食高胆固醇食物，多余的胆固醇会堆积在血管壁，形成动脉粥样硬化斑块。高血压和高胆固醇血症协同作用，大大增加了心肌梗死、脑梗死的发病风险。食用多糖类碳水化合物及含食物纤维高的食物，如玉米、小米、糙米、淀粉、标准粉等均可促进肠蠕动，加速胆固醇排出，对防治原发性高血压有利。葡萄糖、果糖及蔗糖等均有升高血脂的风险，故应少食用。

（六）适当增加蛋白质的摄入

蛋白质的摄入量和血压水平呈负相关。植物蛋白有一定的降血压作用，藜麦蛋白可能作为降低血压和改善高血压相关肠道生态失调的潜在候选者。大豆、大米、小麦、蘑菇、南瓜等植物来源的蛋白质含有大量的抗高血压肽，具有抑制肾素和血管紧张素转换酶作用的能力，还可增加血管壁中一氧化氮的产生并促进血管舒张。另外，增加动物蛋白的摄入量能够提高体内多肽和微量元素的含量，起到降血压作用。应该保证每周吃2～3次鱼类蛋白质，这样可以改善血管弹性和通透性，增加尿、钠排出，从而降低血压。如果高血压合并肾功能不全时，应限制蛋白质的摄入。

（七）增加维生素

维生素C、维生素D、维生素E与血压水平密切相关。维生素C、维生素D、维生素E均具有预防高血压的作用，大剂量维生素C可使胆固醇氧化为胆酸排出体外，改善心脏功能和血液循环。红枣、番茄、芹菜、油菜等食物中均含有丰富的维生素C。

（八）尽量戒酒

限制饮酒，过量饮酒会增加患高血压、脑卒中的危险，而且饮酒可降低降血压药的疗效。如果遇到不得不喝酒的情况，少喝并遵循以下条件：每天酒精摄入量男性不超过25 g，女性不超过15 g；每周酒精摄入量男性不超过140 g，女性不超过80 g；白酒、葡萄酒、啤酒摄入量分别少于50 mL、100 mL、300 mL。

（九）吃动平衡，健康体重

建议体重指数（BMI）在18.5～23.9 kg/m^2（65岁以上老年人可适当增加）；男性腰围<85 cm，女性腰围<80 cm；建议所有超重和肥胖的高血压患者减重，增加身体活动，一般成年人应每周累计进行2.5～5小时中等强度的有氧活动，或1.25～2.5小时高强度有氧活动。

总之，高血压的发生和膳食营养素的摄入密切相关。日常生活中应注意平衡膳食，养成良好的饮食习惯，多食用新鲜水果和蔬菜，避免高脂高热量饮食，减少碳水化合物的摄入，提高优质蛋白质的摄入，限制食盐的摄入，提高含钾和钙食物的摄取，从而通过合理饮食来达到预防高血压，减少不合理饮食所致的高血压以及其他心血管疾病，以促进人体健康的目的。

第三节　甲状腺功能亢进患者营养与膳食

一、甲状腺功能亢进患者营养的重要性

1. 改善患者机体营养状态，能够提升治疗效果。
2. 改善全身营养状况，才能有效提高其生存质量。
3. 增加患者的免疫力，减少旧病复发。

二、甲状腺功能亢进患者营养不良的危害

1. 不能满足人体基础代谢率：甲状腺功能亢进患者基础代谢率比正常人高，蛋白质分解增强，热量消耗大，需要更多的能量，每天消耗的能量比正常人高50%～70%。

2. 患者机体氧化能力及产热不能得到补偿：甲状腺功能亢进患者机体氧化能力和产热均有所增加，因此需要更多的热量供应，才能维持合理的体重。

3. 影响患者的治疗效果。

三、甲状腺功能亢进患者如何正确营养与膳食

1. 甲状腺功能亢进患者膳食营养禁忌：避免食用富含碘的食物。

碘是合成甲状腺激素的重要原料，甲状腺利用摄入的碘将其加工成甲状腺激素。甲状腺功能亢进患者会产生更多的甲状腺素，因此碘摄入过多会导致甲状腺功能亢进症的恶化。环境碘是碘的主要来源，存在于土壤，海水，海鲜中，含碘的碘化食盐和多种维生素片剂是碘的其他来源。甲状腺功能亢进患者也应避免食用含硝酸盐的物质，如加工肉类、芹菜、菠菜等，可能导致甲状腺吸收过多的碘而加重病情。同时甲状腺功能亢进患者还需避免麸质食物的摄入，因其可损害肠道、不利于药物的吸收。少吃辣椒、葱、姜、蒜等辛辣刺激性食物，戒烟忌酒，尽量不喝浓茶及咖啡，慎用含碘药物（如胺碘酮等）。甲状腺功能亢进患者在购买食盐时要选择无碘盐，或是将“加碘盐”用高温炒一会儿待碘挥发后再食用。尽量少食腌制食品。

2. 高蛋白饮食：甲状腺功能亢进患者机体蛋白质分解加速合成受限，容易出现负氮平衡，甲状腺功能亢进患者蛋白质供给量应在1.5 g/(kg·d)以上，并需要保证优质蛋白质摄入量占总摄入量的50%以上。主要食物有瘦肉、牛奶、蛋类、豆类及豆制品。

3. 高热量饮食：甲状腺功能亢进是慢性消耗性疾病，热量供给是营养治疗中最主要的部分。为了满足甲状腺功能亢进患者对热量的需求，就必须保证有足够且充足的热量供给，吃高营养餐，以此纠正和改善因高代谢亢进而引起的过度消耗问题。对甲状腺功能亢进者供给热量应根据患者的情况合理规划。一般每天按正常人增加50%～70%，每天宜供给热量3000～3500 kcal，以维持合理的体重。少食多

餐是持续为身体提供营养的另一种方法，由 3 餐可以增加至 5～6 餐，以改善机体的代谢紊乱。高营养餐并不意味着应该食用富含糖和脂肪的食物，而是包括更多的水果，蔬菜，全谷类，豆类，牛奶和奶制品等。

4. 适当补充维生素及矿物质：甲状腺功能亢进患者体内硒及钙的摄入量是不足的，需要进行相应营养素的补充。富含硒的食物包括了鱼、肉、奶及谷物等。增加其富含钙的食物以及维生素 D 的摄入量非常重要；富含钙的食物包含奶及奶制品、深绿叶蔬菜及虾皮等。富含维生素 D 的食物有牛肝、蘑菇及肥鱼等，必要时可服用维生素类制剂。

5. 适当的膳食纤维：甲状腺功能亢进患者常伴有不同程度的排便次数增多和腹泻，而膳食纤维有助于减缓消化速度，促进肠道蠕动、增加排便。故全谷类、含膳食纤维丰富的蔬菜及水果应适当限制，避免加重腹泻。

6. 加入抑制甲状腺素分泌及富含抗氧化剂的食物：西蓝花、大豆制品、卷心菜、花椰菜等。富含抗氧化剂的食物，可以降低氧化应激、保护甲状腺，如蔓越莓、草莓、覆盆子、奇异果，绿茶，豆类如红芸豆、斑豆和黑豆等。

7. 足够的饮水量：甲状腺功能亢进患者基础代谢率增高，消耗大，临床中的主要症状为心悸、多汗、怕热、乏力等，易出现脱水，因此每天应保证 1500～3000 mL 的白开水。咖啡、浓茶、酒精类等，会诱发机体出现多汗、心慌、易激动等情况，不宜饮用。

参考文献

[1] 中国营养学会. 中国居民膳食指南（2022）[J]. 营养学报，2022，44（6）：521－522.

[2] 刘兴会，苏宜香，汪之顼，等. 中国孕产妇钙剂补充专家共识（2021）[J]. 实用妇产科杂志，2021，37（5）：345－347.

[3] 中国营养学会. 中国居民膳食指南（2022）[M]. 北京：人民卫生出版社，2022：3－154.

[4] 中国营养学会. 中国居民膳食指南科学研究报告 [M]. 北京：人民卫生出版社，2021：113－135.

[5] 国家卫生健康委疾病预防控制局. 中国居民营养与慢性病状况报告（2020年）[M]. 北京：人民卫生出版社，2021：100－109.

[6] 文育锋，崔香淑. 营养与食品卫生学 [M]. 上海：上海交通大学出版社，2016：23－52.

[7] 杨月欣，葛可佑. 中国营养科学全书 [M]. 2 版. 北京：人民卫生出版社. 2019：40－250.

[8] 孙桂菊，李群. 护理营养学 [M]. 2 版. 南京：东南大学出版社，2020：7－71.

[9] 中国营养学会. 中国学龄儿童膳食指南（2022）[J]. 食品与健康，2022，34

(7)：4.

[10] WHO. WHO recommendations on maternal health：guidelines approved by the WHO Guidelines Review Committee [R]. Geneva：World Health Organization, 2017.

[11] 中华医学会妇产科学分会产科学组．孕前和孕期保健指南（2018）[J]．中华围产医学杂志，2018，21（3）：145－152.

[12] 中国营养学会“中国产褥期（月子）妇女膳食”工作组．中国产褥期（月子）妇女膳食建议 [J]．营养学报，2020，42（1）：3－6.

[13] 中国学龄儿童膳食指南(2022）核心推荐 [J]．中国食物与营养，2022，28（12)：2.

[14] 岳微，韩欣芮，陈善霞，等．哺乳期妇女膳食营养管理的最佳证据总结 [J]．护理学杂志，2022，37（4）：16－20.

[15] 中国健康管理协会临床营养与健康分会，中国营养学会临床营养分会．血脂异常医学营养管理专家共识 [J]．中华健康管理学杂志，2023，17（8）：561－573.

[16] 李融融，于康，中国营养学会肿瘤营养管理分会．恶性肿瘤患者康复期营养管理专家共识（2023 版）[J]．中华临床营养杂志，2023，31（2）：65－73.

[17] 中国营养学会健康管理分会．维生素 D 营养状况评价及改善专家共识 [J]．中华健康管理学杂志，2023，17（4）：245－252.

[18] 中国营养学会肥胖防控分会，中国营养学会临床营养分会，中华预防医学会行为健康分会，等．中国居民肥胖防治专家共识 [J]．中华流行病学杂志，2022，43（5）：609－626.

[19] 科信食品与健康信息交流中心，中国疾病预防控制中心营养与健康所，国家粮食和物资储备局科学研究院，等．全谷物与健康的科学共识（2021）[J]．中华预防医学杂志，2021，55（12）：1383－1386.

[20] 中国营养学会骨营养与健康分会，中华医学会骨质疏松和骨矿盐疾病分会．原发性骨质疏松症患者的营养和运动管理专家共识 [J]．中华内分泌代谢杂志，2020，36（8）：643－653.

[21] 中华医学会老年医学分会，中国医师协会老年医学科医师分会．中国老年

危重患者营养支持治疗指南（2023）[J]. 中华老年医学杂志，2023，42（9）：1009－1028.

[22] 中华医学会肠外肠内营养学分会. 中国成人患者肠外肠内营养临床应用指南（2023版）[J]. 中华医学杂志，2023，103（13）：946－974.

[23] 中国医疗保健国际交流促进会营养与代谢管理分会，中国营养学会临床营养分会，中华医学会糖尿病学分会，等. 中国糖尿病医学营养治疗指南（2022版）[J]. 中华糖尿病杂志，2022，14（9）：881－933.

[24] 毛拥军，吴剑卿，刘龚翔，等. 老年人营养不良防控干预中国专家共识（2022）[J]. 中华老年医学杂志，2022，41（7）：749－759.

[25] 中国老年医学学会，中国老年医学学会重症医学分会. 中国老年重症患者肠内营养支持专家共识（2022）[J]. 中华危重病急救医学，2022，34（4）：337－342.

[26] ARENDS J，STRASSER F，GONELLA S，et al. Cancer cachexia in adult patients：ESMO clinical practice guidelines [J]. ESMO Open，2021，6（3）：100092.

[27] ARENDS J，BACHMANN P，BARACOS V，et al. ESPEN guidelines on nutrition in cancer patients [J]. Clin Nutr，2017，36（1）：11－48.

[28] BALDASSARRE ME，PANZA R，CRESI F，et al. Complementary feeding in preterm infants：a position paper by Italian neonatal，paediatric and paediatric gastroenterology joint societies [J]. Ital J Pediatr，2022，48（1）：143.

[29] WHO. WHO Guideline for complementary feeding of infants and young children 6～23 months of age [R]. Geneva：World Health Organization，2023.

[30] 中华医学会放射肿瘤治疗学分会. 放疗营养规范化管理专家共识 [J]. 中华放射肿瘤学杂志，2020，29（5）：324－331.

[31] WUNDERLE C，GOMES F，SCHUETZ P，et al. ESPEN guideline on nutritional support for polymorbid medical inpatients [J]. Clin Nutr，2023，42（9）：1545－1568.

[32] MUSCARITOLI M，ARENDS J，BACHMANN P，et al. ESPEN practical guideline：Clinical Nutrition in cancer [J]. Clin Nutr，2021，40（5）：2898－2913.

[33] SUNG H, FERLAY J, SIEGEL RL, et al. Global Cancer Statistics 2020: GLOBOCAN Estimates of Incidence and Mortality Worldwide for 36 Cancers in 185 Countries [J]. CA Cancer J Clin, 2021, 71 (3): 209-249.

[34] WHO. Carbohydrate intake for adults and children: WHO guideline [R]. Geneva: World Health Organization, 2023.

[35] HOJSAK I, CHOURDAKIS M, GERASIMIDIS K, et al. What are the new guidelines and position papers in pediatric nutrition: A 2015—2020 overview [J]. Clin Nutr ESPEN, 2021, 43: 49-63.

[36] SHI H, REN Y, JIA Y. Effects of nutritional interventions on the physical development of preschool children: a systematic review and meta-analysis [J]. Transl Pediatr, 2023, 12 (5): 991-1003.

[37] KLEPPER CM, MOORE J, GABEL ME, et al. Pediatric formulas: Categories, composition, and considerations [J]. Nutr Clin Pract, 2023, 38 (2): 302-317.

[38] MOYA F, SALAS AA. Preterm Nutrition and Pulmonary Disease [J]. World Rev Nutr Diet, 2021, 122: 400-416.

[39] SOLIMAN MY, IDRIS OAF, MOMTAZ M, et al. Expert consensus on the role of supplementation in obstetrics and gynecology using modified delphi method [J]. Arch Gynecol Obstet, 2024, 309 (2): 639-650.

[40] STEVENS GA, BEAL T, MBUYA MNN, et al. Global Micronutrient Deficiencies Research Group. Micronutrient deficiencies among preschool-aged children and women of reproductive age worldwide: a pooled analysis of individual-level data from population-representative surveys [J]. Lancet Glob Health, 2022, 10 (11): 1590-1599.

[41] BYE A, SANDMAEL JA, STENE GB, et al. Exercise and Nutrition Interventions in Patients with Head and Neck Cancer during Curative Treatment: A Systematic Review and Meta-Analysis [J]. Nutrients, 2020, 12 (11): 3233.

[42] BOSSI P, DELRIO P, MASCHERONI A, et al. The Spectrum of Malnutrition/Cachexia/Sarcopenia in Oncology According to Different Cancer Types and Settings: A Narrative Review [J]. Nutrients, 2021, 13 (6): 1980.

[43] CASTELLANO I, GALLO F, DURELLI P, et al. Impact of Caloric Restriction in Breast Cancer Patients Treated with Neoadjuvant Chemotherapy: A Prospective Case Control Study [J]. Nutrients, 2023, 15 (21): 4677.

[44] KEOGH E, MARK WILLIAMS E. Managing malnutrition in COPD: A review [J]. Respir Med, 2021, 176: 106248.

[45] NAN Y, ZHOU Y, DAI Z, et al. Role of nutrition in patients with coexisting chronic obstructive pulmonary disease and sarcopenia [J]. Front Nutr, 2023, 10: 1214684.

[46] 慢性阻塞性肺疾病中西医结合管理专家共识写作组. 慢性阻塞性肺疾病中西医结合管理专家共识（2023 版）[J]. 中国全科医学, 2023, 26 (35): 4359-4371.

[47] BUTLER T, KERLEY CP, ALTIERI N, et al. Optimum nutritional strategies for cardiovascular disease prevention and rehabilitation (BACPR) [J]. Heart, 2020, 106 (10): 724-731.

[48] MU L, YU P, XU H, et al. Effect of sodium reduction based on the DASH diet on blood pressure in hypertensive patients with type 2 diabetes. Efecto de la reducción de sodio basada en la dieta DASH sobre la presión arterial en pacientes hipertensos con diabetes de tipo 2 [J]. Nutr Hosp, 2022, 39 (3): 537-546.

[49] CHARCHAR FJ, PRESTES PR, MILLS C, et al. Lifestyle management of hypertension: International Society of Hypertension position paper endorsed by the World Hypertension League and European Society of Hypertension [J]. J Hypertens, 2024, 42 (1): 23-49.

[50] 中华医学会肾脏病学分会专家组. 中国慢性肾脏病患者高血压管理指南（2023 年版）[J]. 中华肾脏病杂志, 2023, 39 (1): 48-80.

[51] KAHALY GJ, BARTALENA L, HEGEDÜS L, et al. 2018 European Thyroid Association Guideline for the Management of Graves' Hyperthyroidism [J]. Eur Thyroid J, 2018, 7 (4): 167-186.

[52] LEE SY, PEARCE EN. Hyperthyroidism: A Review [J]. JAMA, 2023, 330 (15): 1472-1483.

[53] 邢渝敏，单忠艳. 碘营养与甲状腺功能亢进症：共识与争议［J］. 国际内分泌代谢杂志，2023，43（4）：287－290.

[54] 中国医疗保健国际交流促进会营养与代谢管理分会，中国营养学会临床营养分会，中华医学会糖尿病学分会，等. 中国糖尿病医学营养治疗指南（2022版）［J］. 中华糖尿病杂志，2022，14（9）：881－933.

[55] 中华医学会内分泌学分会. 中国成人糖尿病肾脏疾病医学营养治疗专家共识［J］. 中华内分泌代谢杂志，2022，38（11）：927－936.

[56] 中华医学会糖尿病学分会. 中国2型糖尿病防治指南（2020年版）［J］. 国际内分泌代谢杂志，2021，41（5）：482－548.

[57] EVERT AB，DENNISON M，GARDNER CD，et al. Nutrition Therapy for Adults with Diabetes or Prediabetes：A Consensus Report［J］. Diabetes Care，2019，42（5）：731－754.

[58] SAMSON SL，VELLANKI P，BLONDE L，et al. American Association of Clinical Endocrinology Consensus Statement：Comprehensive Type 2 Diabetes Management Algorithm—2023 Update［J］. Endocr Pract，2023，29（5）：305－340.

[59] OYAMA Y，TATSUMI H，TAKIKAWA H，et al. Combined Effect of Early Nutrition Therapy and Rehabilitation for Patients with Chronic Obstructive Pulmonary Disease Exacerbation：A Prospective Randomized Controlled Trial［J］. Nutrients，2024，16（5）：739.

[60] Committee On Practice Bulletins-Obstetrics. ACOG Practice Bulletin No. 190：Gestational Diabetes Mellitus［J］. Obstet Gynecol，2018，131（2）：49－64.

[61] 中华医学会老年医学分会. 老年人肌少症口服营养补充中国专家共识（2019）［J］. 中华老年医学杂志，2019，38（11）：1193－1197.

[62] 中华医学会肠外肠内营养学分会. 成人口服营养补充专家共识［J］. 中华胃肠外科杂志，2017，20（4）：361－365.

[63] 中华医学会放射肿瘤治疗学分会. 肿瘤放疗患者口服营养补充专家共识（2017）［J］. 中华放射肿瘤学杂志，2017，26（11）：1239－1247.

[64] 崔久嵬，卓文磊，黄岚，等. 肿瘤免疫营养治疗指南［J］. 肿瘤代谢与营养电子杂志，2020，7（2）：160－168.

[65] 中国老年医学学会，中国老年医学学会重症医学分会. 中国老年重症患者

肠内营养支持专家共识（2022）[J]. 中华危重病急救医学，2022，34（4）：337－342.

[66] 梁恩琳，何洋，张萌，等. 儿童微量营养素肠外给药：国际专家共识解读[J]. 中华实用儿科临床杂志，2021，36（20）：1529－1533.

[67] 中华医学会肠外肠内营养学分会老年营养支持学组. 中国老年患者肠外肠内营养应用指南（2020）[J]. 中华老年医学杂志，2020，39（2）：119－132.

[68] 中华医学会肠外肠内营养学分会. 肿瘤患者营养支持指南[J]. 中华外科杂志，2017，55（11）：801－829.

[69] ADOLFSSON P，TAPLIN C E，ZAHARIEVA D P，et al. ISPAD clinical practice consensus guidelines 2022：exercise in children and adolescents with diabetes[J]. Pediatr Diabetes，2022，23（8）：1341－1372.

[70] 广东省中西医结合学会肥胖与体重管理专业委员会，广东省预防医学会内分泌代谢病防治专业委员会. 儿童青少年超重肥胖的医学体重管理专家共识[J]. 国际内分泌代谢杂志，2023，43（3）：261－273.

[71] 王晨，孙祎赢，朱毓纯. 国际妇产科联盟关于青少年、孕前及孕期女性的营养建议（一）[J]. 中华围产医学杂志，2016，19（12）：960－963.

[72] 王晨，孙祎赢，朱毓纯. 国际妇产科联盟关于青少年、孕前及孕期女性的营养建议（二）[J]. 中华围产医学杂志，2017，20（1）：69－74.

[73] 王晨，孙祎赢，朱毓纯. 国际妇产科联盟关于青少年、孕前及孕期女性的营养建议（三）[J]. 中华围产医学杂志，2017，20（2）：153－158.

[74] 王晨，孙祎赢，朱毓纯. 国际妇产科联盟关于青少年、孕前及孕期女性的营养建议（四）[J]. 中华围产医学杂志，2017，20（3）：238－238.

[75] 程经纬，乔军军，尹振，等. 2022 ISPAD 临床实践共识指南：儿童和青少年糖尿病患儿运动[J]. 中国全科医学，2023，26（30）：3719－3724，3752.

[76] 李华，李文霞，陈秋玲，等. 人工智能技术在妊娠期糖尿病营养管理中的应用及其意义[J]. 中国医师杂志，2022，24（5）：719－722.

[77] 卢柳娟，赵淑婷，夏金丝. 孕期营养体质量管理与预防巨大儿及足月低重儿的临床研究[J]. 国际医药卫生导报，2019，25（14）：2241－2244.

[78] 中国营养学会膳食指南修订专家委员会，妇幼人群膳食指南修订专家工作组．孕期妇女膳食指南［J］．中华围产医学杂志，2016，19（9）：641－648.

[79] 中国营养学会膳食指南修订专家委员会，妇幼人群膳食指南修订专家工作组．哺乳期妇女膳食指南［J］．中华围产医学杂志，2016，19（10）：721－726.

[80] 中国营养学会膳食指南修订专家委员会，妇幼人群膳食指南修订专家工作组．备孕妇女膳食指南［J］．中华围产医学杂志，2016，19（8）：561－564.

[81] 中华预防医学会，中华预防医学会心脏病预防与控制专业委员会，中华医学会糖尿病学分会，等．中国健康生活方式预防心血管代谢疾病指南［J］．中华健康管理学杂志，2020，14（2）：113－134.

[82] BLAAUW R，OSLAND E，SRIRAM K，et al. Parenteral Provision of Micronutrients to Adult Patients：An Expert Consensus Paper［J］．JPEN J Parenter Enteral Nutr，2019，43（Suppl 1）：S5－S23.

[83] 中国营养学会健康管理分会．维生素 D 营养状况评价及改善专家共识［J］．中华健康管理学杂志，2023，17（4）：245－252.

[84] 中华医学会内分泌学分会．中国成人糖尿病肾脏疾病医学营养治疗专家共识［J］．中华内分泌代谢杂志，2022，38（11）：927－936.

[85] 中国营养学会肥胖防控分会，中国营养学会临床营养分会，中华预防医学会行为健康分会，等．中国居民肥胖防治专家共识［J］．中华流行病学杂志，2022，43（5）：609－626.

[86] 杨振宇．膳食营养干预预防妊娠期糖尿病［J］．中华预防医学杂志，2018，52（1）：101－106.

[87] 林兵，杨勤兵，于永超，等．营养干预对初诊 2 型糖尿病超重肥胖患者身体成分和血糖的作用［J］．中华预防医学杂志，2018，52（12）：1276－1280.

[88] 李融融，肖新华．糖尿病营养管理 2020 年进展荟萃［J］．中华糖尿病杂志，2021，13（12）：1105－1108.

[89] 热衣拉·艾力尤甫，夏丽帕尔·艾克拜尔，郭艳，等．联合营养团队的程

序化随访在2型糖尿病患者中的应用［J］. 中华现代护理杂志，2021，27（4）：464－468.

［90］ 朱冉，凌楠. 五步协同营养方案对糖尿病肾病维持性血液透析患者的影响［J］. 国际移植与血液净化杂志，2022，20（6）：42－44.

［91］ 赵文华. 一生营养好 防治慢性病［J］. 中华预防医学杂志，2022，56（2）：222－224.

［92］ 蔡芸莹，李梦歌，张伦，等. 蛋白质前负荷进餐模式对1型糖尿病患者餐后血糖漂移的影响［J］. 中国全科医学，2023，26（15）：1880－1884.

［93］ 郑丹，高言歌，侯浩强. 基于数字化的营养膳食模式对老年2型糖尿病患者营养状况、饮食自我效能及胰岛素抵抗水平的影响［J］. 国际移植与血液净化杂志，2023，21（1）：37－40.

［94］ 王杰，杨振宇，庞学红，等. 产次对中国育龄女性营养与健康状况的影响［J］. 中华预防医学杂志，2022，56（7）：966－972.

［95］ 宋静，徐玉方. 主观整体评估个性化营养配合高强度间歇训练在2型糖尿病护理中的应用价值［J］. 国际护理学杂志，2022，41（18）：3360－3363.

［96］ 中华医学会妇产科学分会产科学组. 孕前和孕期保健指南（2018）［J］. 中华妇产科杂志，2018，53（1）：7－13.

［97］ 中华医学会妇产科学分会产科学组，中华医学会围产医学分会，中国妇幼保健协会妊娠合并糖尿病专业委员会. 妊娠期高血糖诊治指南（2022）［第一部分］［J］. 中华妇产科杂志，2022，57（1）：3－12.

［98］ 中国营养学会膳食指南修订专家委员会妇幼人群膳食指南修订专家工作组. 孕期妇女膳食指南［J］. 中华围产医学杂志，2016，19（9）：641－648.

［99］ 杨振宇. 膳食营养干预预防妊娠期糖尿病［J］. 中华预防医学杂志，2018，52（1）：101－106.

［100］ 王亚新，何景波，孙崟，等. 2022年北京市孕期营养培训满意度及需求调查分析［J］. 中华医学教育杂志，2023，43（7）：543－547.

［101］ 刘丽，陆淳，张玉梅，等. 儿童液态配方奶对学龄前儿童视健康及生长发育的影响［J］. 中国乳品工业，2023，51（12）：31－35.

［102］ 陈丹露，杜苗，蒋颖. 儿童青少年营养素养评价研究进展［J］. 中国学校

卫生，2023，44（12）：1907－1911.

［103］ 廖鸣慧，冯彬彬，黄群，等. 2019年湖南省农村地区6～23月龄婴幼儿辅食喂养与营养状况［J］. 卫生研究，2023，52（6）：972－978.

［104］ 胡燕. 膳食多样性、微量营养素补充剂与儿童体格生长［J］. 中国儿童保健杂志，2023，31（10）：1051－1053.

［105］ 吴蓓雯，叶向红，李素云，等. 提高口服营养补充依从性临床管理实践的专家共识［J］. 肿瘤代谢与营养电子杂志，2021，8（5）：487－494.

［106］ 中国抗癌协会肿瘤营养专业委员会. 口服营养补充的指南更新［J］. 肿瘤代谢与营养电子杂志，2023，10（1）：64－68.

［107］ 中国抗癌协会肿瘤营养专业委员会，中华医学会肠外肠内营养学分会. 肿瘤患者肠内营养耐受不良专家共识［J］. 肿瘤代谢与营养电子杂志，2023，10（4）：505－508.

［108］ THIBAULT R，ABBASOGLU O，IOANNOU E，et al. ESPEN guideline on hospital nutrition［J］. Clin Nutr，2021，40（12）：5684－5709.

［109］ 中国抗癌协会肿瘤营养专业委员会，中华医学会放射肿瘤治疗学分会，中国医师协会放射肿瘤治疗医师分会. 放疗相关晚期并发症的营养管理指南［J］. 肿瘤代谢与营养电子杂志，2023，10（5）：609－615.

［110］ ALDERMAN B，ALLAN L，AMANO K，et al. Multinational Association of Supportive Care in Cancer（MASCC）expert opinion/guidance on the use of clinically assisted nutrition in patients with advanced cancer［J］. Support Care Cancer，2022，30（4）：2983－2992.

［111］ 李涛，吕家华，石汉平. 放疗患者营养治疗专家共识［J］. 肿瘤代谢与营养电子杂志，2021，8（1）：29－34.

［112］ HARDY G，WONG T，MORRISSEY H，et al. Parenteral Provision of Micronutrients to Pediatric Patients：An International Expert Consensus Paper［J］. JPEN J Parenter Enteral Nutr，2020，44（Suppl 2）：S5－S23.

［113］ 中国抗癌协会肿瘤营养专业委员会，中华医学会肠外肠内营养学分会. 肺癌患者的营养治疗专家共识［J］. 肿瘤代谢与营养电子杂志，2023，10（3）：336－341.

［114］ 中国抗癌协会肿瘤营养专业委员会，全国卫生产业企业管理协会医学营养

产业分会，浙江省医学会肿瘤营养与治疗学分会．肿瘤患者食欲下降的营养诊疗专家共识［J］．肿瘤代谢与营养电子杂志，2022，9（3）：312－319.

［115］ 中国抗癌协会肿瘤营养专业委员会，中华医学会肠外肠内营养学分会．胰腺癌患者的营养治疗专家共识［J］．肿瘤代谢与营养电子杂志，2022，9（1）：35－38.

［116］ 蒋与刚，黄承钰，黄国伟，等．维护老年人认知功能营养专家共识［J］．营养学报，2022，44（6）：523－529.

［117］ 孙桂菊，杨月欣，刘烈刚，等．营养素补充剂使用科学共识［J］．营养学报，2018，40（6）：521－525.

［118］ 中国营养学会“居民营养素补充剂使用科学共识”研究工作组．中国居民营养素补充剂使用科学共识科学普及版［J］．中国健康教育，2018，34（8）：767.

［119］ 李素云，邵小平，唐小丽，等．肠外营养安全输注专家共识［J］．中华护理杂志，2022，57（12）：1421－1426.

［120］ 李薇．鼻咽癌患者的营养治疗共识［J］．肿瘤代谢与营养电子杂志，2021，8（6）：600－604.

［121］ 李薇．胆道肿瘤患者的营养治疗共识［J］．临床肝胆病杂志，2021，37（9）：2058－2061.

［122］ 中国抗癌协会肿瘤营养专业委员会，中华医学会肠外肠内营养学分会．结直肠癌患者的营养治疗专家共识［J］．肿瘤代谢与营养，2022，9（6）：735－740.

［123］ EMBLETON ND，JENNIFER MOLTU S，LAPILLONNE A，et al. Enteral Nutrition in Preterm Infants（2022）：A Position Paper From the ESPGHAN Committee on Nutrition and Invited Experts［J］. J Pediatr Gastroenterol Nutr，2023，76（2）：248－268.

［124］ LAPILLONNE A，BRONSKY J，CAMPOY C，et al. Feeding the Late and Moderately Preterm Infant：A Position Paper of the European Society for Paediatric Gastroenterology，Hepatology and Nutrition Committee on Nutrition［J］. J Pediatr Gastroenterol Nutr，2019，69（2）：259－270.

[125] FEWTRELL M, BRONSKY J, CAMPOY C, et al. Complementary Feeding: A Position Paper by the European Society for Paediatric Gastroenterology, Hepatology, and Nutrition (ESPGHAN) Committee on Nutrition [J]. J Pediatr Gastroenterol Nutr, 2017, 64 (1): 119-132.

[126] BARACHETTI R, VILLA E, BARBARINI M. Weaning and complementary feeding in preterm infants: management, timing and health outcome [J]. Pediatr Med Chir, 2017, 39 (4): 181.

[127] HAIDEN N. Postdischarge Nutrition of Preterm Infants: Breastfeeding, Complementary Foods, Eating Behavior and Feeding Problems [J]. Nestle Nutr Inst Workshop Ser, 2021, 96: 34-44.

[128] LUCAS A, SHERMAN J, FEWTRELL M. Postdischarge Nutrition in Preterm Infants [J]. Neoreviews, 2022, 23 (8): e541-e557.

[129] CSERTÖM, MIHÁLYI K, MENDL E, et al. Dietary Energy and Nutrient Intake of Healthy Pre-School Children in Hungary [J]. Nutrients, 2023, 15 (13): 2989.

[130] DOKOUPIL K, KOLETZKO B. Reference Nutrient Intakes of Infants, Children, and Adolescents [J]. World Rev Nutr Diet, 2022, 124: 425-433.

[131] BUTTE NF. Energy Requirements of Infants, Children, and Adolescents [J]. World Rev Nutr Diet, 2022, 124: 47-54.

[132] 张片红，郭惠兰. 老年患者营养诊疗专家共识 [J]. 浙江医学，2023，45 (2): 113-120.

[133] 徐庆. 免疫营养素临床应用专家共识 [J]. 中华老年多器官疾病杂志，2023，22 (11): 801-815.

[134] 中国抗癌协会肿瘤营养专业委员会，中华医学会放射肿瘤治疗学分会，中国医师协会放射肿瘤治疗医师分会. 肿瘤放射治疗患者营养治疗指南 (2022 年) [J]. 肿瘤代谢与营养电子杂志，2023，10 (2): 199-207.

[135] 黄婕，蔡思雨. 儿童安宁疗护营养管理专家建议 [J]. 中国小儿血液与肿瘤杂志，2023，28 (4): 209-216.

[136] 中华预防医学会儿童保健分会. 婴幼儿喂养与营养指南 [J]. 中国妇幼健康研究，2019，30 (4): 392-417.

[137] 郝春满，李振水，王李，等. 老年睡眠障碍患者营养干预专家共识 [J]. 中华老年多器官疾病杂志，2023，22 (10)：721-728.

[138] BISCHOFF SC，AUSTIN P，BOEYKENS K，et al. ESPEN practical guideline：Home enteral nutrition [J]. Clin Nutr，2022，41 (2)：468-488.

[139] 中国抗癌协会肿瘤营养专业委员会，中华医学会肠外肠内营养学分会. 中国肿瘤营养治疗指南（2020 年）[M]. 北京：人民卫生出版社，2020：16-18.

[140] BERGER MM，SHENKIN A，SCHWEINLIN A，et al. ESPEN micronutrient guideline [J]. Clin Nutr，2022，41 (6)：1357-1424.

[141] EVELEENS RD，WITJES BCM，CASAER MP，et al. Supplementation of vitamins，trace elements and electrolytes in the PEPaNIC Randomised Controlled Trial：Composition and preparation of the prescription [J]. Clin Nutr ESPEN，2021，42：244-251.

[142] PODPESKAR A，CRAZZOLARA R，KROPSHOFER G，et al. Recommendations for Nutritional Supplementation in Pediatric Oncology：A Compilation of the Facts [J]. Nutrients，2023，15 (14)：3239.

[143] BRADLEY M，MELCHOR J，CARR R，et al. Obesity and malnutrition in children and adults：A clinical review [J]. Obes Pillars，2023，8：100087.

[144] 甄璟然. 生殖健康与补充多种微量营养素的中国专家共识 [J]. 中国实用妇科与产科杂志，2021，37 (4)：453-456.

[145] 中华医学会儿科学分会儿童保健学组，中华儿科杂志编辑委员会. 中国儿童维生素 D 营养相关临床问题实践指南 [J]. 中华儿科杂志，2022，60 (5)：387-394.

[146] 李正红，王丹华，童笑梅，等. 晚期早产儿营养管理专家共识 [J]. 中国循证儿科杂志，2022，17 (6)：405-413.

[147] 何书励，刘鹏举，王勃诗，等. 肌少症膳食指导与营养补充剂使用共识 [J]. 实用老年医学，2023，37 (6)：649-652.

[148] 中华预防医学会儿童保健分会. 中国儿童钙营养专家共识（2019 年版）[J]. 中国妇幼健康研究，2019，30 (3)：262-269.

[149] CICERO AFG，GRASSI D，TOCCI G，et al. Nutrients and Nutraceuticals for

the Management of High Normal Blood Pressure: An Evidence-Based Consensus Document [J]. High Blood Press Cardiovasc Prev, 2019, 26 (1): 9-25.

[150] VOLKERT D, BECK AM, CEDERHOLM T, et al. ESPEN practical guideline: Clinical nutrition and hydration in geriatrics [J]. Clin Nutr, 2022, 41 (4): 958-989.

[151] CHEN LK, ARAI H, ASSANTACHAI P, et al. Roles of nutrition in muscle health of community-dwelling older adults: evidence-based expert consensus from Asian Working Group for Sarcopenia [J]. J Cachexia Sarcopenia Muscle, 2022, 13 (3): 1653-1672.

[152] 刘佩珊，谭国勋. 针刺联合木瓜鲫鱼汤治疗气血虚弱型产后缺乳的临床研究 [J]. 中国中医药现代远程教育，2022，20 (20): 122-124.

[153] SEIDELMANN SB, CLAGGETT B, CHENG S, et al. Dietary carbohydrate intake and mortality: a prospective cohort study and meta-analysis [J]. Lancet Public Health, 2018, 3 (9): 419-428.

[154] 顾东风，翁建平，鲁向锋. 中国健康生活方式预防心血管代谢疾病指南 [J]. 中国循环杂志，2020，35 (3): 209-230.

[155] 中国抗癌协会肿瘤内分泌专业委员会，重庆市中西医结合学会肿瘤内分泌分会. 肿瘤相关性高血糖管理指南 (2021) 年版 [J]. 中国癌症杂志，2021，31 (7): 651-688.

图书在版编目（CIP）数据

话说营养 / 杨雄涛，刘朝霞，闫瑜主编. —长沙：湖南科学技术出版社，2024.4
ISBN 978-7-5710-2848-0

Ⅰ. ①话… Ⅱ. ①杨… ②刘… ③闫… Ⅲ. ①营养学—普及读物 Ⅳ. ①R151-49

中国国家版本馆CIP数据核字(2024)第077790号

HUASHUO YINGYANG
话说营养
主　　编：杨雄涛 刘朝霞 闫　瑜
出 版 人：潘晓山
责任编辑：杨　颖
出版发行：湖南科学技术出版社
社　　址：长沙市芙蓉中路一段416号泊富国际金融中心
网　　址：http://www.hnstp.com
湖南科学技术出版社天猫旗舰店网址：
http://hnkjcbs.tmall.com
邮购联系：0731-84375808
印　　刷：广东虎彩云印刷有限公司
（印装质量问题请直接与本厂联系）
厂　　址：东莞市虎门镇黄村社区厚虎路20号C幢一楼
邮　　编：523923
版　　次：2024年4月第1版
印　　次：2024年4月第1次印刷
开　　本：710mm×1000mm 1/16
印　　张：11.5
字　　数：196千字
书　　号：ISBN 978-7-5710-2848-0
定　　价：48.00元

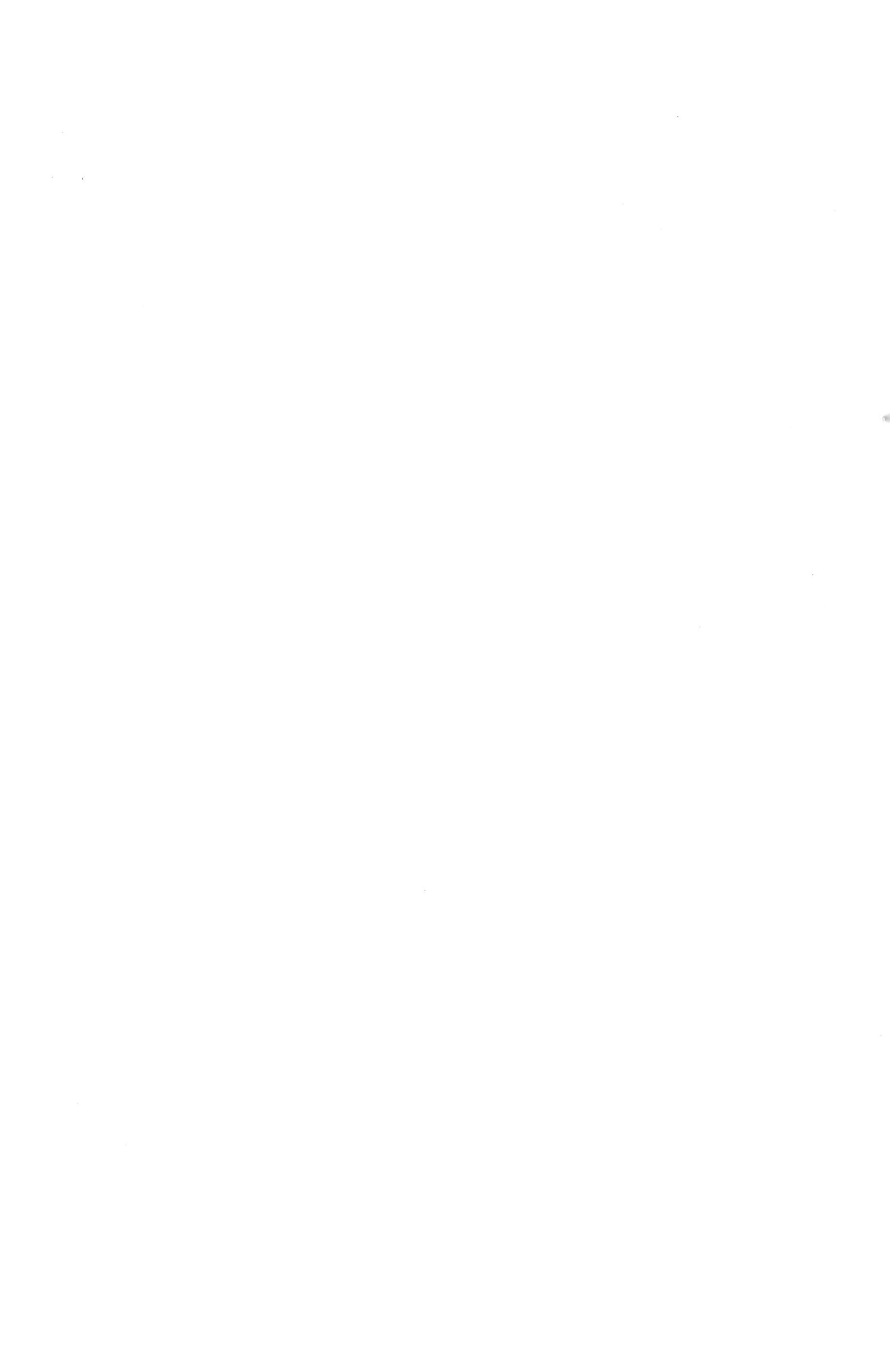

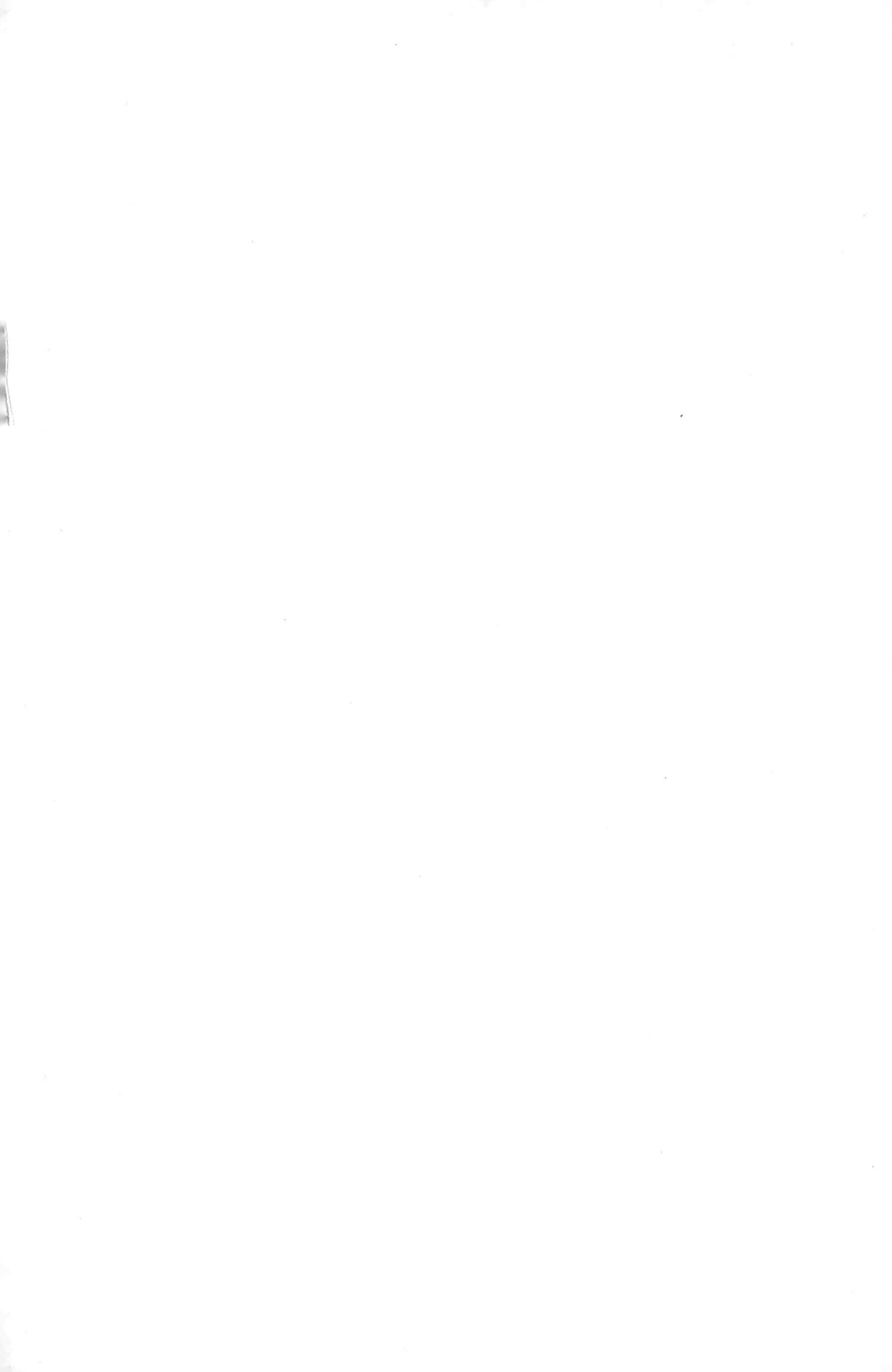